中医临床必读丛书

# 先醒斋医学广笔记

明·缪希雍　著
王淑民　整理

人民卫生出版社

**图书在版编目(CIP)数据**

先醒斋医学广笔记/明·缪希雍著;王淑民整理.—北京:人民卫生出版社,2007.7
(中医临床必读丛书)
ISBN 978-7-117-08629-5

Ⅰ.先… Ⅱ.①缪…②王… Ⅲ.医案-汇编-中国-明代 Ⅳ.R249.48

中国版本图书馆 CIP 数据核字(2007)第 045425 号

| | |
|---|---|
| **门户网: www. pmph. com** | **出版物查询、网上书店** |
| **卫人网: www. ipmph. com** | **护士、医师、药师、中医师、卫生资格考试培训** |



中医临床必读丛书

**先醒斋医学广笔记**

---

**著　　者:** 明·缪希雍
**整　　理:** 王淑民
**出版发行:** 人民卫生出版社(中继线 010-59780011)
**地　　址:** 北京市朝阳区潘家园南里 19 号
**邮　　编:** 100021
**E - mail:** pmph @ pmph. com
**购书热线:** 010-59787592　010-59787584　010-65264830
**印　　刷:** 北京九州迅驰传媒文化有限公司
**经　　销:** 新华书店
**开　　本:** 850×1168　1/32　**印张:** 7.25
**字　　数:** 142 千字
**版　　次:** 2007 年 7 月第 1 版　2023 年 11 月第 1 版第 12 次印刷
**标准书号:** ISBN 978-7-117-08629-5/R·8630
**定　　价:** 15.00 元
**打击盗版举报电话: 010-59787491　E-mail: WQ @ pmph. com**
(凡属印装质量问题请与本社市场营销中心联系退换)

# 出版者的话

中医要发展创新，提高临床疗效是必由之路。而提高临床疗效的捷径，就是继承前人宝贵的诊疗理论和丰富的临床经验。古今大凡著名医家，无不是在熟读古籍，继承前人经验的基础上而成为一代宗师的。厚积薄发，由博返约，是读书成才的必然过程。步入21世纪，中医的发展与创新仍然离不开继承，而继承的第一步必须是熟读中医古籍，奠定基础。这好比万丈高楼，筑基必坚；参天大树，扎根必深。

为了在新世纪进一步发展中医，提高中医临床疗效水平，针对目前中医现状，国家中医药管理局启动了“优秀中医临床人才研修项目”。该计划首批精选培养名中医200名左右，期望在新世纪再培养一大批中医临床大家，为我国人民的医疗保健再做贡献。做临床，必读古籍；做名医，更需要熟悉古籍并能灵活应用。为了适应中医临床人才培养计划，我们从“优秀中医临床人才研修项目”必读书目中先期精选了中医各科必读的70余种整理后已相继出版发行，应广大读者要求，经全国著名中医专家王永炎、余瀛鳌等推荐和论证，续增34种，使《中医临床必读丛书》的出版渐臻完备。本丛书共105种，所选精当，涵盖面广，多为历代医家推崇，尊为必读经典著作，在中医学发展的长河中，占有重要的学术地位。

本次整理突出了以下特点：①力求原文准确，每种医籍均由各科专家遴选精善底本，加以严谨校勘，为读者提供精确的原文。②原则上只收原文,不作校记和注释,旨在使读者在研习之中渐得旨趣,体悟真谛。③每书撰写了导读,介绍该书的作者生平、成书背景、学术特点,及对临床的指导意义以及如何学习运用等内容,提要钩玄,以启迪读者。为便于读者检索,书后附以索引。

期望本丛书的出版,能真正起到读古籍,筑根基,做临床,提疗效的作用,有助于中医临床人才的培养和成长,以推动我国中医药事业的发展与创新。

## 一、经典著作

《灵枢经》
《黄帝内经素问》
《伤寒论》
《金匮要略》
《温病条辨》
《温热经纬》

## 二、诊断类著作

《脉经》
《诊家枢要》
《濒湖脉学》

## 三、通用著作

《中藏经》
《伤寒总病论》
《素问玄机原病式》
《三因极一病证方论》
《素问病机气宜保命集》
《内外伤辨惑论》
《儒门事亲》
《脾胃论》
《兰室秘藏》
《格致余论》
《丹溪心法》
《景岳全书》
《医贯》
《理虚元鉴》
《明医杂著》
《万病回春》
《慎柔五书》
《内经知要》
《医宗金鉴》
《石室秘录》
《医学源流论》
《兰台轨范》
《杂病源流犀烛》
《古今医案按》
《笔花医镜》
《类证治裁》
《医林改错》

《血证论》
《名医类案》
《医学衷中参西录》
《丁甘仁医案》

## 四、各科著作

### （一）内科

《金匮钩玄》
《秘传证治要诀及类方》
《医宗必读》
《医学心悟》
《证治汇补》
《医门法律》
《张氏医通》
《张聿青医案》
《临证指南医案》
《症因脉治》
《医学入门》
《先醒斋医学广笔记》
《温疫论》
《温热论》
《湿热论》
《串雅内外编》
《医醇賸义》
《时病论》

### （二）外科

《外科精义》
《外科发挥》
《外科正宗》
《外科证治全生集》
《疡科心得集》

### （三）妇科

《经效产宝》
《妇人大全良方》
《女科经纶》
《傅青主女科》
《竹林寺女科秘传》
《济阴纲目》
《女科辑要》

### （四）儿科

《小儿药证直诀》
《活幼心书》
《幼科发挥》
《幼幼集成》

### （五）眼科

《秘传眼科龙木论》
《审视瑶函》
《银海精微》
《目经大成》
《眼科金镜》

### （六）耳鼻喉科

《重楼玉钥》
《口齿类要》
《喉科秘诀》

### （七）针灸科

《针灸甲乙经》
《针灸资生经》
《针经摘英集》
《针灸大成》
《针灸聚英》

### （八）骨伤科

《永类钤方》

《仙授理伤续断秘方》

《世医得效方》

《正体类要》

《伤科汇纂》

《厘正按摩要术》

### （九）养生

《寿亲养老新书》

《遵生八笺》

《老老恒言》

## 五、方药类著作

《太平惠民和剂局方》

《医方考》

《本草原始》

《医方集解》

《本草备要》

《得配本草》

《成方切用》

《时方妙用》

《验方新编》

人民卫生出版社

2007年3月

# 序

中医药学是具有中国特色的生命科学，是科学与人文融合得比较好的学科，在人才培养方面，只要遵循中医药学自身发展的规律，只要把中医理论知识的深厚积淀与临床经验的活用有机的结合起来，就能培养出优秀的中医临床人才。

近百余年西学东渐，再加上当今市场经济价值取向的作用，使得一些中医师诊治疾病，常以西药打头阵，中药作陪衬，不论病情是否需要，一概是中药加西药。更有甚者不切脉、不辨证，凡遇炎症均以解毒消炎处理，如此失去了中医理论对诊疗实践的指导，则不可能培养出合格的中医临床人才。对此，中医学界许多有识之士颇感忧虑而痛心疾首。中医中药人才的培养，从国家社会的需求出发，应该在多种模式多个层面展开。当务之急是创造良好的育人环境。要倡导求真求异，学术民主的学风。国家中医药管理局设立了培育名医的研修项目，首先是参师襄诊，拜名师制订好读书计划，因人因材施教，务求实效。论其共性则需重视“悟性”的提高，医理与易理相通，重视易经相关理论的学习；还有文献学、逻辑学，生命科学原理与生物信息学等知识的学习运用。“悟性”主要体现在联系临床，提高思想思考思辩的能力，破解疑难病例获取疗效。再者是熟读一本临证案头书，研修项目精选的书目可以任选，作为读经典医籍研修晋阶保底的基本功。第二是诊疗环境，我建议城市与乡村、医院与诊所、病房与门诊可以兼顾，总以多临证多研讨为主。若参师三五位以上，年诊千例以上，必有上乘学问。第三是求真务实，“读经典做临床”关键在“做”字上苦下功夫，敢于置疑而后验证、诠释进而创新，诠证创新自然寓于继承之中。

中医治学当溯本求源，古为今用，继承是基础，创新是归宿，认真继承中医经典理论与临床诊疗经验，做到中医不能丢，进而才是中医现代化的实施。厚积薄发、厚今薄古为治学常理。所谓勤求古训、融汇新知，即是运用科学的临床思维方法，将理论与实践紧密联系，以显著的疗效、诠释、求证前贤的理论，寓继承之中求创新发展，从理论层面阐发古人前贤之未备，以推进中医学科的进步。

综观古往今来贤哲名医均是熟谙经典，勤于临证，发遑古义，创立新说者。通常所言的“学术思想”应是高层次的成就，是锲而不舍长期坚持“读经典做临床”在取得若干鲜活的诊疗经验的基础上，应是学术闪光点凝聚提炼出的精华。笔者以弘扬中医学学科的学术思想为己任而决不敢言自己有什么学术思想，因为学术思想一定要具备有创新思维与创新成果，当然是在继承为基础上的创新；学术思想必有理论内涵指导临床实践，能以提高防治水平；再者学术思想不应是一病一证一法一方的诊治经验与心得体会。如金元大家刘完素著有《素问玄机原病式》，自述“法之与术，悉出《内经》之玄机”，于刻苦钻研运气学说之后，倡“六气皆从火化”，阐发火热症证脉治，创立脏腑六气病机、玄府气液理论。其学术思想至今仍能指导温热、瘟疫的防治。非典型传染性肺炎(SARS)流行时，运用玄府气液理论分析证候病机，确立治则治法，遣药组方获取疗效，应对突发公共卫生事件造福群众。毋庸置疑刘完素是“读经典做临床”的楷模，而学习历史，凡成中医大家名师者基本如此，即使当今名医具有卓越学术思想者，亦无例外，因为经典医籍所提供的科学原理至今仍是维护健康防治疾病的准则，至今仍葆其青春，因此“读经典做临床”具有重要的现实意义。

值得指出，培养临床中坚骨干人才，造就学科领军人物是当务之急。在需要强化“读经典做临床”的同时，以唯物主义史观学习易经易道易图，与文、史、哲，逻辑学交叉渗透融合，提高“悟性”指导诊疗工作。面对新世纪东学西渐是另一股潮流，国外学者研究老聃、孔丘、朱熹、沈括之学，以应对技术高速发展与理论相对滞后的矛盾日趋突出的现状。譬如老聃是中国宇宙论的开拓者，惠施则注重宇宙中一般事物的观察。他解释宇宙为总包一切之“大一”与极微无内之“小一”构成，大而无外小而无内，大一寓有小一，小一中又涵有大一，两者相兼容而为用。如此见解不仅对中医学术研究具有指导作用，对宏观生物学与分子生物学的链接，纳入到系统复杂科学的领域至关重要。近日有学者撰文讨论自我感受的主观症状对医学的贡献和医师参照的意义；有学者从分子水平寻求直接调节整体功能的物质，而突破靶细胞的发病机制；有医生运用助阳化气，通利小便的方药能同时改善胃肠症状治疗幽门螺杆菌引起的胃炎，还有医生使用中成药治疗老年良性前列腺增生，运用非线性方法，优化观察指标，不把增生前列腺的直径作为惟一的“金”指标，用综合量表评价疗效而获得认许，这就是中医的思维，要坚定地走中国人自己的路。

人民卫生出版社为了落实国家中医药管理局设立的培育名医的研修项目，先从研修项目中精选 70 余种陆续刊行，为进一步扩大视野，续增的品种也是备受历代医家推崇的中医经典著作，为我们学习提供了便利条件，只要我们“博学之，审问之，慎思之，明辩之，笃行之”，就会学有所得、学有所长、学有所进、学有所成。治经典之学要落脚临床，实实在在去“做”，切忌坐而论道，应端正学风，尊重参师，教学相长，使自己成为中医界骨干人才。名医不是自封的，需要同行认可，而社会认可更为重要。让我们互相勉励，为中国中医名医战略实施取得实效多做有益的工作。

王永炎

2007 年 3 月 5 日

# 导读

《先醒斋医学广笔记》是明末名医缪希雍所著。原书不分卷，分4册订，从明崇祯十五年（1642）虞山李枝刻本以后，始将正文分为上中下3卷，附录1卷，共4卷。全书汇集了缪希雍治疗内、外、妇、儿各科常见病验案、验方、诊治疾病的体会等内容。书末附有常用药“炮炙大法”及“用药凡例”，记录了439种常用药物的炮炙方法、畏恶宜忌，以及丸散膏丹的制作方法、汤药煎服法等内容。书中记载的验案验方，充分反映了缪希雍精湛的医学造诣，独到的诊治方法，临证灵活变通、耐心细致的诊治风格。这是一部充满着作者临床诊治心得的笔记体裁的医学著作，是临床医师及中医院校学生极好的参考文献。

## 一、《先醒斋医学广笔记》与作者

《先醒斋医学广笔记》初名《先醒斋笔记》，是长兴丁元荐长期收集希雍诊治病案编辑而成，流传不广。后缪希雍应金沙庄敛之的请求，又进行了增编，补入伤寒、温病、时疫治法要旨；兼采本草常用之药，增至400余品，详其修事，故名《先醒斋医学广笔记》（下简称《广笔记》）。书中有论、有案、有方、有药，议论精当，内容丰富，切合临床。此书问世之后，对医林产生很大影响，其医案被数十部医书引用，如《续名医类案》、《降雪园古方选注》、《女科经纶》等著作，均转载了此书大量病案。

缪希雍，明代医药学家，字仲淳，又字仲仁，号慕台。明海虞（今江苏常熟）人。缪希雍参与了明末反对魏忠贤的东林党，在《东林点将录》中，被誉称为《水浒》神医安道全式医生。后因东林党祸被通缉，为避杀身之祸，迁居于金坛，和王肯堂同邑。1627 年初病逝，享年 82 岁，葬于常熟虞山东麓（阳羡山中）。

缪希雍少时随高僧紫柏老人学佛习儒。17 岁时患疟疾，久治不愈。因读《素问》“夏伤于暑，秋必痎疟”的论述，按感受暑邪治疗，竟获愈，从此对岐黄之道产生了兴趣。拜无锡名医司马铭鞠学医（一名马铭鞠）。

一生中交游甚广，朋友众多，其间有不少为当时名医，如王肯堂、施季泉、臧仲信等。在交游中共同探讨医理，交流诊治心得。缪希雍将自己用酸枣仁补血、用桑白皮治鼻塞的经验及治脾胃气虚健运失职的资生丸传给王肯堂。他们二人有时还联手为人诊治疾病。如“幼科”篇病案：“于中甫长郎痘，患血热兼气虚，先服解毒药，后毒尽作泄，日数次不止，痘平陷矣。仲淳以真鸦片五厘，加炒莲肉末五分，米饮调饮之，泄立止。王宇泰继以人参二两，黄芪三两，鹿茸三钱，煎服。补其元气，浆顿足。盖以先服解毒药，已多无余毒矣，故可补而无余证。”这是两位医学大家珍贵的会诊案例。

缪希雍虽为当时名医，但从不以医自恃，对贫贱富贵的患者一视同仁，贫者就诊多不收诊费，表现出了良好的医德。

缪希雍著述较多，除本书外，尚著有《神农本草经疏》30卷、《本草单方》、《本草序列》、《方药宜忌》、《炮炙大法》等，并校刊了王叔和的《脉经》10 卷，附有《脉影图说》2 卷。

## 二、主要学术特点及对临床的指导意义

缪希雍熟读医经，精通医理，尤长于本草。他察脉审证至为审慎，所用方剂常与众不同。不拘一格，善于变通，是缪希

雍独特的医疗风格。他继承发展了中医理论，提出“伤寒时地议”、“邪气之入必从口鼻”及“治血三要法”等理论观点，创新了中医理论。这些医理对现今的临床医学仍有指导意义。

**（一）继承发展了前代医理方论**

**1. 尊仲景意，变而通之治伤寒**

缪希雍继承发展了张仲景伤寒学说。在“寒”证篇中，他首先提出了“伤寒时地议”，认为从张仲景生活的东汉时期至明代“千有余年，风气浇矣，人物脆矣。况在荆扬交广梁益之地，与北土全别，故其药则有时而可改，非违仲景也。实师其意，变而通之，以从时地。如是则法不终穷矣。”他治太阳病，发汗解表邪，放弃麻桂而主用羌活汤。因江浙多湿热之疾，羌活是祛风散寒除湿要药。在主用羌活汤时，也注意到气候对病人的影响，指出:“秋深冬月，应用此方，亦可量加紫苏、葱白。如冬月天气严寒，感邪即病，服此药不得汗，本方加麻黄一钱，生姜四片，共前七片，得汗勿再服。”又指出:“如病人自觉烦躁，喜就清凉，不喜就热，兼口渴，是即欲传入阳明也。若外证头疼，遍身骨疼不解，或带口渴、鼻干、目疼、不得卧，即系太阳阳明证。羌活汤中加石膏、知母、麦冬，大剂与之，得汗即解。”如“寒”篇病案，“庄敛之一庄仆，因受寒发热，头痛如裂，两目俱痛，浑身骨内疼痛，下元尤甚，状如刀割，不可堪忍，口渴甚，大便日解一次，胸膈饱胀，不得眠，已待毙矣。”缪希雍诊后为疏一方:“干葛三钱，石膏一两半，麦门冬八钱，知母三钱半，羌活二钱半，大栝蒌半个连子打碎，枳壳一钱，桔梗一钱，竹叶一百片，河水煎服。四剂而平。”缪希雍对此处方加入了诠释。他说:“以羌活去太阳之邪；石膏、竹叶、干葛、知母、麦门冬解阳明之热；栝蒌、枳壳、桔梗，疏利胸膈之留邪，故遂愈。”

缪希雍在治疗“正阳阳明病”时，也有自己独特的方法。他认为此病宜急解其表，如果吐甚，用竹叶石膏汤解表；如果不呕吐、无汗，用葛根汤解表。在“寒”篇治“章衡阳铨部患热病，病在阳明，头痛壮热，渴甚，且呕，鼻干燥，不得眠。诊其脉洪大而实。仲淳故问医师，医师曰：阳明证也。曰：然。问所投药。曰：葛根汤。仲淳曰：非也。曰：葛根汤非阳明经药乎？曰：阳明之药，表剂有二，一为葛根汤，一为白虎汤。不呕吐而解表，用葛根汤。今吐甚，是阳明之气逆升也。葛根升散，故用之不宜。白虎汤加麦门冬、竹叶名竹叶石膏汤。”

**2. 首创邪气之入必从口鼻的理论**

《广笔记》在“春温夏热病大法”中指出：“伤寒、温疫三阳证中，往往多带阳明者，以手阳明经属大肠，与肺为表里，同开窍于鼻；足阳明经属胃，与脾为表里，同开窍于口。凡邪气之入，必从口鼻，故兼阳明证者独多。”这是一段精辟的论述，讲解了为什么伤寒、温疫三阳证多带阳明证，因为大肠与肺、胃与脾同开窍于口鼻，从而推论出“邪气之入必从口鼻”的创新理论。在此之前，对疾病感邪途径的认识，多依据《内经》、《伤寒论》由“皮毛而入”的理论。而缪希雍的认识较前代有了很大的进步，正确地反映了多数传染病的感染途径，促进了预防和治疗方法的改进。过去，一般认为“邪从口鼻而入”的理论是始于吴又可的《温疫论》。但《温疫论》成书于明崇祯十五年（1642），晚于本书。

**3. 临证重调脾胃，首倡脾阴说**

缪希雍在治疗脾胃方面，继承了《内经》、张仲景、李杲等有关脾胃论治的学术思想，强调脾胃之气的重要，认为“谷气者，譬国家之饷道也。饷道一绝，则万众立散；胃气一败，则百药难施。”从而提出了“治阴阳诸虚证，皆当以保护胃气为急”的观点。为脾胃气虚健运失职的患者创制了“资生丸”，并以此方传与王肯堂。王肯堂在《证治准绳·类方》中说：“余初识缪仲淳时，见袖中出弹丸咀嚼。问之，曰：此得之秘传。饥者服之即饱，饱者食之即饥。因疏其方。余大善之。而颇不信其消食之力。己于饱醉后，顿服二丸，径投枕卧，夙兴了无停滞，始信此方之神也”。

明代医家论脾胃，多宗李杲之说，极其重视顾护脾胃阳气，鲜有涉及脾阴者。缪希雍虽亦遥承李杲脾胃学说，但亦不拘泥成规，而是立足临床，敢于创新，提出“脾阴不足的理论”，首倡脾阴之说，强调临证当区分脾阴、脾阳，并提出脾阴不足证的治疗大法。《广笔记》所载王善长夫人产后腿疼、不能久立之证，缪希雍根据“饮食不进，困惫之极”，诊断为“脾阴不足之证”，从而突破了传统理论中脾为阴脏、脾为太阴及脾乃至阴等生理概念的框框，首次将“脾阴不足”作为病理概念提了出来，并应用于临床实践。

对于“脾阴不足”证的治疗，缪希雍提出应以“甘寒滋润养阴”为大法，指出：“世人徒知香燥温补为脾虚之法，不知甘寒滋润益阴有益于脾也。”具体用药常以石斛、木瓜、牛膝、白芍药、酸枣仁等酸甘柔润为主，佐以枸杞、生地黄等甘寒益阴之药。

缪希雍脾阴之说，弥补了东垣脾胃学说的不足，为清代叶天士创立胃阴学说奠定了基础，起到了承前启后的作用，对完善中医学脾胃理论做出了贡献。

**4. 见血休治血，倡导治吐血三要法**

《广笔记》“吐血三要法”篇记载了缪希雍治疗吐血证三个治疗法则，世称“治吐血三要法”。法则一：“宜行血，不宜止血”。缪希雍说：“血不行经络者，气逆上壅也。行血则血循经络，不止自止。止之则血凝，血凝则发热恶食，病日痼矣。”法则二：“宜补肝，不宜伐肝。”缪希雍说：“吐血者，肝失其职也。养肝则肝气平而血有所归，伐之则肝虚不能藏血，血愈不止矣。”法则三：“宜降气，不宜降火。”缪希雍说：“气有余即是火，气降即火降，火降则气不上升，血随气行，无溢出上窍之患矣。降火必用寒凉之剂，反伤胃气，胃气伤则脾不能统血，血愈不能归经矣。”

缪希雍“治血三要法”不仅纠正了时医治吐血专用寒凉药、专用人参的错误治法，而且对后人治疗血证有重要指导作用。

如叶桂的治崩原则，唐宗海的治血四字诀均从缪氏治血理论基础上加以化裁。也有人认为，“治血三要法”是王肯堂首论，见王肯堂重订《灵兰要览》[参见《江苏中医》2001，22(2)：5]。缪希雍与王肯堂同住一邑，并且交往甚密，学术思想肯定有交融的地方。

此外，缪希雍根据伤寒易于热化的特点，治疗强调“速逐邪热”，迟则胃烂发斑、传里则令阴水枯竭；治疗中风强调真假内外之别，指出江南之地绝无“刚猛之风”，而多湿热之气，人多发“内虚暗风”；在论痧疹病因与治法方面也有独到之处，提出痧疹是由手太阴肺、足阳明胃二经火热所致的观点，属时气瘟疫病，治法以清凉发散为主。《广笔记》的学术特点非常突出，对今日临床仍有指导意义，仔细阅读将获益匪浅。

**（二）病案记录得详细真实**

《广笔记》除记载了大量试之有验的医方外，还记载了众多病案，经统计，约有120余则。《广笔记》中的病案主要包括患者姓名、年龄、发病时间、病情病症、诊断、处方，有的还有复诊记录。如“中风”篇丁元荐病案，“乙卯（1625）春正月三日，予忽患口角歪斜，右目及右耳根俱痛，右颊浮肿。仲淳曰：此内热生风及痰也。治痰先清火，清火先养阴。最忌燥剂。”短短几句将发病时间、患者、所患病症及仲淳的诊断交待的非常清楚。丁元荐所患的就是“内虚暗风”；治疗方法是清热养阴；治疗时间从正月三日至五月尽，经五易其方，病全愈。中风口角㖞斜病是比较难治的病证，治愈的时间一般是比较长的。这则病案将几易其方的加减记载的非常清楚，很有参考价值。

《广笔记》中的病案以缪希雍医案为主，同时也记载了一些当时名医及不见经传的民间医生病案。如名医王肯堂、司马铭鞠、施季泉、臧仲信（晋叔）等；不见经传的民间医生有丁右武、王心涵、章宇泰、曹和尚、尹山、贺知忍、陈筠翁等十数人。如“妇人”篇记有王肯堂（宇泰）治其夫人心口痛案例：“昔年予过曲河，适王宇泰夫人病心口痛甚，日夜不眠，手摸之如火。予问用何药？曰：以大剂参归补之稍定，今尚未除也。曰：得无有火或气乎？宇泰曰：下陈皮及凉药少许，即胀闷欲死。非主人精医，未有不误者。予又存此公案，以告世之不识虚实而轻执方者。”缪希雍记录此案例，不仅赞扬了王肯堂精湛的医术，而且提醒初学医者要重视辨识虚实证候，不要被“痛无补法”所囿。又如“肿毒”篇记有马铭鞠治“倪仲昭喉癣”病案，诊断为父母患霉疮之毒遗传所致，揭示了霉毒对后代的严重影响。《广笔记》病案记录得详细真实，仔细阅读案例，可供临床借鉴之用。

**（三）炮炙方法详尽**

《广笔记》用了四分之一的篇幅撰写了“炮炙大法”，选择当时常用药 439 味，分为水、火、土、金、石、草、木、果、米谷、菜、人、兽、禽、虫鱼 14 部。“炮炙大法”也曾单独发行过。书中以简明的手法叙述了各药的炮制方法，包括各药的出处、采集、优劣鉴别、炮制辅料、炮制过程、炮制后的贮藏方法，对某些药物还阐述了炮制前后性质的变化和不同的治疗效果，以及药物的使、畏、恶、杀、忌等七情。在“炮炙大法”后附录了“用药凡例”，对药物的炮制原则，及煎药、服药等都进行了较详细的说明。

“炮炙大法”总结了雷公炮炙法有 17 种，如炮、爁、煿、炙、煨、炒、煅、炼、制、度、飞、伏、镑、摋、晒、曝、露等，有些炮炙法在传世的《雷公炮炙论》未见记载。

缪希雍继承了前代药物炮炙方法，特别是《雷公炮炙论》，但他不是全盘照搬，而是“去其迂阔难遵者”，不少药物增加了明代末期民间的炮炙方法。如白芍药，“今人多以酒浸蒸切片，或用炒亦良。”又如巴戟天，“今法惟以酒浸一宿，剉焙入药。若急用，只以温水浸软去心也”。

“炮炙大法”中也比较重视入药部位的选择，多余部位弃之不用。如牡丹皮去骨用，款冬花去梗蒂，香薷去根留叶；细辛拣去双叶，不然服之害人；远志去心，不然服之令人闷。药物在去除非药用部位及杂质后，更有利于发挥药物的疗效，并可减少毒副作用。有的药物还强调了药用部位与疗效的关系。如当归，“若要破血，即使头一节硬实处；若要止痛止血，即用尾。若一概用，不如不使，服食无效。”

为了充分发挥药效成分，“炮炙大法”对采集炮制要求比较严格。如茵陈蒿，“须用叶有八角者。采得阴干，去根，细剉用。勿令犯火。”现代研究证明，茵陈蒿中含有挥发性有效成分。如果加热处理，就会减少药物中挥发性成分的含量。所以，缪希雍强调茵陈蒿“勿令犯火”是科学的。在药物炮制过程中，缪希雍强调适度炮制。如大小蓟，“止血烧灰存性”。在“芦火竹火”下告诫大家，“凡服汤药，虽品物专精，修治如法，而煎药者卤莽造次，水火不良，则药亦无功。”他提醒大家煎药必须小心谨慎，以深罐密封，选用新水活水，先武火后文火，这样煎药，疗效方佳。这些服药细节，已被现代人所忽略，实需反省。

“炮炙大法”对某些药物还阐述了炮制前后性质的变化和不同的治疗效果。如黄连用湿槐花拌炒则治赤痢，生用则治心火，用猪胆汁浸炒治肝胆实火，用醋浸炒治肝胆虚火，用酒炒治上焦之火，用姜汁炒治中焦之火，用盐或朴硝炒则治下焦之火，用茱萸汤浸炒则治气分湿热之火。缪希雍说，黄连的诸种制法，“不独为之导引，盖辛热能制其苦寒，咸寒能制其燥性，在用者详酌之。”其他如黄芪、栀子、干姜、淡豆豉、枇杷叶、半夏等药的制法也很有特色。缪希雍倡导的加辅料炮制法，即可加强药物本身的功效，也可抑制其药物性味的过猛。

“炮炙大法”是明代末期一部简明扼要的中药手册，非常方便临床医生阅读使用。其中记载的内容均是临床医生必须熟记于心中的药学知识。在书中，缪希雍不仅继承了前人的药学理论，而且补入了自己的实践经验，对中药炮制、制剂、鉴定、贮藏等各方面作了比较全面的论述，为我国中药炮炙做出了卓越贡献。“炮炙大法”对后世炮制工艺的发展起到了很大的影响，是值得很好研究和借鉴的文献。

## 三、如何学习应用《广笔记》

缪希雍继承和发展了伤寒学说。曾有人问先生治伤寒有何秘法？他回答说："熟读仲景书，即秘法也。"我们今日学习《广笔记》，也要学习缪希雍熟读仲景书，变而通之疗伤寒的精神。认真阅读《广笔记》，领会作者临床灵活变通的辨证施治方法。

缪希雍在学术上最大的成就是继承发展了中医理论。他提出"伤寒时地议"。伤寒理论从其形成至今已经有两千多年的历史，这其间自然条件、人体的禀赋都已经发生了变化。况且中国幅员辽阔，南北方气候差异也很大。所以，根据缪希雍生活的江浙地域湿热多的特点，调整六经病证主方与其加减诸方是十分必要的。缪希雍的理论创新是建立在熟读仲景书的基础上，所以才能发展了仲景伤寒理论。如果今日的中医学者，能像缪希雍一样，师医经之意，变而通之，古为今用，中医理论将得到继承与发展，现代的中医名师将层出不穷。

《广笔记》记录了120余则病案，这些病案详实而具体，记载了缪希雍诊治各种病证时的询诊、辨证、施方用药方法。仔细阅读医案，揣摩其如何辨证、遣方用药的方法、获效的根本原因；分析古之病证与今之病证有何异同，怎么将缪氏临床心得为己所用。例如，缪希雍继承了《内经》的脾胃理论与李杲的脾胃学说，结合自己的长期临床实践，认识到治疗内伤杂病尤其要重视调理脾胃；在用药时也比较注意保护脾胃之气。《广笔记》中记载了许多病案，如在中风、中暑、泄泻、痢疾、胎前产后、痘疮、痧疹及疔肿痈疽等各种疾病的治疗方面，充分体现缪希雍治病重脾胃的学术思想。其调治脾胃，多选四君子汤、六君子汤、补中益气汤、归脾汤、十全大补丸等方；常用药物除人参、白术、山药、扁豆、茯苓、砂仁、橘红、甘草、大枣等健脾益气之品外；尤其注重运用甘平柔润、清灵活泼药物，如沙参、石斛、麦冬、白芍、枣仁等，这些实乃后世常用的滋养胃阴药物，此为缪氏脾胃观在临证应用上的一大突破。我们要继承缪希雍治病注重保护脾胃之气，注意甘寒滋润养脾阴，这将促进各种疾病的治愈。

《广笔记》虽然篇幅不长，但实为明代末期一部重要的临床著作。《四库全书总目提要·先醒斋笔记》评价说:“希雍与张介宾同时，介宾守法度，而希雍能变化；介宾尚温补，而希雍颇用寒凉。亦若易水河间，各为门径，然实各有所得力。”充分肯定了缪希雍的医学成就，将其等同于张介宾、刘河间等医学大家的行列，肯定了缪希雍医学大家的学术地位。

王淑民

2007 年 3 月

# 整理说明

一、该书的早期刻本主要有明万历四十一年（1613）刻本、明天启三年（1623）京口大成堂刻本、明崇祯十五年（1642）虞山李枝刻本、道光十一年（1831）武林涵古堂刻本、1919年缪曾湛校刻本等。本次以天启三年京口大成堂刻本为底本，以崇祯本、道光本为校本进行整理。底本正确或意义可通者，校本文字略异，不改不注。底本脱文及校本补入的缪氏验案，据校本补入，附有简明注文。

二、本书采用横排、简体，现代标点。容易产生歧义的简体字，仍使用原繁体字。

三、该书药名有与今通行之名用字不同者(如“山楂”作“山查”、“使君子”作“史君子”、“穿山甲”作“川山甲”等),今直改为通用名。书中“瓜蒌”均写作“括蒌”,今直改为常见别名“栝蒌”。

四、凡底本中的异体字、俗写字，或笔画差错残缺，或明显笔误，均径改作正体字，一般不出注。

五、书中竖排的特殊用语，如“右”直改“上”。

六、书中的“症”、“证”常互见于文中，某些地方使用的意义相似，但难以按当今中医书使用的“症”、“证”概念逐一区分，仅对明显错误进行改正，如“虚症”直改“虚证”，“阴症”直改“阴证”。

七、天启本不分卷，从崇祯本以后，始将正文分为上中下三卷，附录一卷，共四卷。今依底本，不分卷。

# 叙

先大夫雅好医，录方几成帙。予小子试之，茫乎无绪也。岁丁亥，交缪仲淳氏。仲淳豪爽，自负岐黄之诀，谛东垣、仲景以上，尤精注本草。曰：三坟书不传，传者此尔。游辙不持药囊，为人手疏方，辄奇中。其所诊视及刀匕汤液，与俗医左。俗医不能解辄谤。遇险怪症，数年不起，或皇遽计无复之，必拱手请质缪先生。仲淳往往生死人，攘臂自快不索谢。上自明公卿，下至卑田院乞儿，宜平等视，故索方者日益，相知录其方，递相传试，靡不奇验。仲淳一切无所吝，曰："顾用之何如尔？"仲淳意所独到，坚执不移，至俗医相顾却走，意气闲定自若。其察脉审症，四顾踟蹰。又甚细、甚虚、甚小心。生平好游，缁流羽客，樵叟村竖，相与垂盼睐，披肝胆，以故搜罗秘方甚富，然惟仲淳能衷之。曰："吾以脉与症试方，不以方尝病也。"予辛亥赐告归，不敢以山中余日漫付高枕，汇三十余年所积方，取奇中者裁之，仲淳并录后，先医案，类而梓之，以广其传。窃自附古人手录方书之意云！仲淳讳希雍，海虞故家子，多侨寓，所至称寓公。

癸丑春日曲肱道人丁元荐题

# 方　序

予既不事王侯，独全微尚，幽栖自遂，远于尘累，以保天年。然无功及物，亦岂道人之怀乎？于是搜辑医方，精求药道，用存利济，随所试效，病家藏之，好事者抄录，转相授受，复多获验。先是长兴丁客部长孺手集予方一册，命之曰《先醒斋笔记》，梓行于世，板留岩邑，未便流通。交游中多索此书者，卒无以应。予适旅泊，金沙文学庄君敛之，时时过从，请增益群方，兼采本草常用之药，增至四百余品，详其修事，又增入伤寒、温病、时疫治法要旨，并属其季君豥之，镂版流行，传之远迩。庶穷乡僻邑，舟次旅邸，偶乏明医，俾病者按方施治，以瘳疾苦，则是书或有补于世也夫！敛之曰：善。

时天启二年岁次壬戌仲冬既望东吴缪希雍自序

# 目录

# 广笔记

故鄣丁元荐长孺甫集校
延陵庄绶光嵚之甫增之



## 中 风

### 治法大略

凡言中风，有真假内外之别。差之毫厘，谬以千里。何者？西北土地高寒，风气刚猛，真气空虚之人，猝为所中，中脏者死，中腑者成废人，中经络者可调理而瘳。治之之道，先以解散风邪为急，次则补养气血。此真中外来风邪之候也。其药以小续命汤，桂枝、麻黄、生熟附子、羌独活、防风、白芷、南星、甘草之属为本。若大江以南之东西两浙、七闽、百奥、两川、滇南、鬼方、荆扬梁三州之域，天地之风气既殊，人之所禀亦异。其地绝无刚猛之风，而多湿热之气。质多柔脆，往往多热多痰。真阴既亏，内热弥甚，煎熬津液，凝结为痰，壅塞气道，不得通利，热极生风，亦致猝然僵仆类中风证。或不省人事，或言语謇涩，或口眼歪斜，或半身不遂。其将发也，外必先显内热之候，或口干舌苦，或大便闭涩，小便短赤，此其验也。刘河间所谓此证全是将息失宜，水不制火。丹溪所谓湿热相火，中痰中气是也。此即内虚暗风，确系阴阳两虚，而阴虚者为多，与外来风邪迥别。法当清热顺气，开痰以救其标；次当治本，阴虚则益血，阳虚则补气，气血两虚则气血兼补，久以持之。设若误用治真中风药，如前种种风燥之剂，则轻变为重，重则必死。祸福反掌，不可不察也。初清热则天门冬、麦门冬、甘菊花、白芍药、白茯苓、栝蒌根、童便；顺气则紫苏子、枇杷叶、橘红、郁金；开痰则贝母、白芥子、竹沥、荆沥、栝蒌仁。次治本，益阴则天门冬、甘菊花、怀生地、当归身、白芍药、枸杞子、麦门冬、五味子、牛膝、人乳、白胶、黄柏、白蒺藜之属；补阳则人参、黄芪、鹿茸、大枣。

乙卯春正月三日，予忽患口角歪斜，右目及右耳根俱痛，右颊浮肿。仲淳曰：此内热生风及痰也。治痰先清火，清火先养阴。最忌燥剂。

真苏子三钱　广橘红三钱　栝蒌根三钱　贝母四钱　天门冬三钱　麦门冬五钱　白芍药四钱　甘草七分　鲜沙参三钱　明天麻一钱　甘菊花三钱　连翘二钱

河水二钟半，煎一钟，加竹沥一杯，霞天膏、童便，饥时服，日二剂。初四至初九，日加怀生地黄三钱；初十，加牛膝四钱、黄柏二钱；十三日，去连翘，加石斛三钱五分、五味子七分、白扁豆二钱、干葛八分；十八日，去连翘、天麻、干葛、白扁豆，加莲肉四十粒。

正月廿二日定方：初日进二剂，后每日一剂。

天门冬三钱　麦门冬五钱　生地黄五钱　白芍药四钱　牛膝酒蒸，五钱　炙甘草一钱　贝母二钱　栝蒌根二钱　莲肉四十粒　酸枣仁六钱　真苏子二钱　黄柏一钱五分　甘菊花二钱五分　鲜沙参三钱　广橘红二钱　五味子八分

河水三钟，煎一钟，饥时服。

二月十二日定方：天门冬三钱　麦门冬五钱　真苏子二钱五分　广橘红二钱五分　白茯苓三钱　贝母三钱　黄柏一钱五分　栝蒌根二钱　五味子七分　鲜沙参三钱　玄参二钱　甘菊花二钱五分　甘草一钱五分　酸枣仁五钱　生地黄四钱　白芍药四钱　牛膝五钱　莲肉六十粒

十日后，去栝蒌根。三月廿八日，去玄参，加石斛三钱。至五月尽，病始全愈。前方中曾加参二钱，服二剂，反觉浮火上升，即去之。

丸方：胡麻仁三斤，即黑芝麻　桑叶酒拌蒸晒，三斤　何首乌三斤，九蒸九晒，人乳拌至一倍、两倍　苍术二斤，米泔浸，洗净，刮去皮，拌黑豆蒸，又拌蜜酒蒸，又拌人乳蒸，凡三次，蒸时须烘晒极干，气方透　牛膝如法，二斤　甘菊花二斤　怀生地三斤　天门冬去心，酒蒸，二斤　柏子仁二斤　黄柏一斤　枸杞子二斤

又丸方：先时合成，病中仲淳以为可服，日进两许，百日后方易前丸。人参去芦，人乳浸，饭上蒸，切片烘干，十两　五味子去枯者，打碎，蜜蒸烘干，十两　山茱萸肉八两　沙苑蒺藜一半炒为末，一半打糊和药，十二两　川巴戟天如法去骨，以甘菊花、枸杞子同酒浸，蒸晒干，八两　莲须金黄色者良，六两　枸杞子去枯者及蒂，人乳润过，烘干，十二两　川牛膝去芦，酒蒸，十两　天门冬

六两　莲肉去心，每粒分作五六块，瓦器内炒焦黄，忌铁，十二两　白茯苓如法，人乳拌晒，八两　黄柏蜜炙，四两　砂仁炒，二两　怀生地十二两　鹿角霜酥拌炒，研如飞面，十二两　鹿茸六两，火燎去毛，切片，酥炙　菟丝子末八两　加甘菊花六两

炼蜜，同蒺藜糊和，丸如梧子大。每六钱，空心饥时各一服，淡盐汤吞。

治右半身不遂。右属气虚。

白蒺藜炒去刺　甘菊花　何首乌如法　黄芪蜜炙　天门冬去心　麦门冬去心　人参去芦　漆叶酒拌，九蒸九晒，各一斤　白茯苓水澄　白芍药酒炒　牛膝去芦，酒蒸，各十二两　川续断十两　橘红八两

炼蜜丸，梧子大。空心白汤下。忌食白莱菔、牛肉、牛乳。若在左者属血虚，宜加当归身、熟地黄、鹿角胶、柏子仁各斤许，杜仲八两酥炙。如火盛多痰，肺经有热者，去人参，加青蒿子、鳖甲各十二两。如左右臂俱转掉不便者，亦用此方。

王宇泰治臧位宇气虚痰多，脾胃有湿，晚年半身不遂，神效。

人参一斤　半夏曲二斤，姜汁、竹沥制　白术半斤　牛膝一斤　天门冬一斤　怀生地一斤

用长流水煎成膏，再入鹿角胶一斤，虎骨胶一斤，霞天胶一斤，河间府梨膏一斤、炼蜜二斤。各制膏和匀，重汤煮一日夜，出火气。每空心临卧取半酒杯，以竹沥、梨汁各二杯，人乳、桑沥各一杯，和匀，重汤炖热，调服。

# 寒

## 伤寒时地议并六经治法

夫伤寒者，大病也。时者，圣人所不能违者也。以关乎死生之大病，而药不从时，顾不殆哉。仲景，医门之圣也。其立法造论，后之明师如华佗、孙思邈辈，莫不宗之。汉末去古未远，风气犹厚，形多壮伟，气尚敦庞，其药大都为感邪即病而设。况南北地殊，厚薄不侔，故其意可师也，其法不可改也。循至今时，千有余年，风气浇矣，人物脆矣。况在荆扬交广梁益之地，与北土全别，故其药则有时而可改，非违仲景也。实师其意，变而通之，以从时也。如是则法不终穷矣。故作斯议，条列其方，稍为损益，以从时地。俾后之医师，知所适从，庶几患斯疾者，可免于夭枉尔！

## 辨验外感真伪法

凡外感必头疼。其疼也，不间昼夜。探其舌本，必从喉咙内干出于外，多兼烦躁。不烦躁者，即轻证也。不头疼而发热，不发热而头疼；头虽疼而有时暂止，口虽干而舌本不燥；骨虽疼而头不疼，虽渴而不欲引饮；至夜或偶得寐，遇食不好亦不恶，居处虽若尪怯而神气安静。凡若此者，皆非伤寒也。

## 三阳治法总要

太阳病　其证发热、恶寒、恶风、头痛、项强、腰脊强、遍身骨痛，脉虽浮洪而不数，多不传经。烦躁脉数急者，是欲传经。宜先发汗以解表邪。其药以羌活汤为主：羌活三钱，前胡二钱，甘草八分，葛极二钱，生姜三片，枣二枚，杏仁九粒，去皮尖，研烂。水煎服。秋深冬月，应用此方，亦可量加紫苏、葱白。如冬月天气严寒，感邪即病，服此药不得汗，本方加麻黄一钱，生姜四片，共前七片，得汗，勿再服。如病人自觉烦躁，喜就清凉，不喜就热，兼口渴，是即欲传入阳明也。若外证头疼，遍身骨疼不解，或带口渴、鼻干、目疼、不得卧，即系太阳阳明证。羌活汤中加石膏、知母、麦冬，大剂与之，得汗即解。如自汗、烦躁、头疼、遍身骨疼不解者，羌活一钱，桂枝七分，石膏一两二钱，麦冬六钱，知母三钱，竹叶一百二十片，白芍药二钱，甘草八分。如冬月即病太阳证，恶寒，畏风，头疼，遍身骨疼，自汗，不渴，宜用桂枝八分，芍药二钱，甘草一钱，大枣二枚，生姜一片。太阳病不解，热结膀胱，其人如狂，血自下者愈。其外证不解者，不可下，当先解表；表证罢，少腹急结者，乃可下之，桃仁承气汤。无蓄血证，大承气汤。

正阳阳明病　正阳阳明者，胃家实是也。其证不大便，自汗，潮热，口渴，咽干，鼻干，呕或干呕，目眴眴不得眠，畏人声，畏木声，畏火，不恶寒，反恶热，或先恶寒，不久旋发热，甚则谵语狂乱，循衣摸床，脉洪大而长。宜急解其表，用竹叶石膏汤大剂与之。不呕，无汗，与葛根汤，亦须大剂。若表证已罢，脉缓，小便利，是病解矣。若表证罢后，邪结于里，大便闭，小便短赤，宜用调胃承气汤或小承气汤下之。下后，按其腹中不作痛而和，病即已解；如作痛，是燥粪未尽也。再用前药下之，以腹中和，二便通利为度。阳明病不能食，若其人本虚，勿轻议下。阳明病头眩，咳而咽痛者，用葛根、甘草、桔梗、麦冬四味浓煎，数数与之。阳明病无汗，小便不利，心中懊憹者，当发黄。急用栀子、麦冬、淡豆豉，大剂浓煎与之。如已见身黄，急加茵陈为君主之。阳明病衄血，此缘失于发汗，宜用荆芥二钱、葛根三钱、麦冬五钱、牡丹皮一钱五分、蒲黄二钱、茅根二两、侧柏叶二钱、生地黄三钱，浓煎与之，兼饮童便。阳明病心下硬满者，此邪未入于腹中，慎勿下之。用竹叶石膏汤，加栝蒌一个，捣碎，桔梗二钱，黄连一钱。阳明病邪结于里，汗出身重，短气，腹满而喘，潮热，手足濈然汗出者，此大便已硬也。六七日已来，宜下之，用小承气汤；不解，换大承气汤，勿大其剂。若大便不硬者，慎勿轻下。阳明病发汗不解，腹满急者，亟下之。伤寒六七日，目中不了了，睛不和，无表证，大便难，宜承气汤下之。阳明病下之早，外有热，手足温，不结胸，心中懊憹，不能食，但头汗出，栀子豉汤主之。阳明病发潮热，大便溏，胸满不去者，与小柴胡汤去人参，加栝蒌、黄连。阳明病自汗出，或发汗后，小便利，津液内竭，大便虽硬，不可攻之，须俟其自大便，用蜜导或胆导法通之。大下后，六七日不大便，烦不解，腹满痛，本有宿食，宜再用承气汤下之。食谷欲呕，属阳明，非少阳也。胸中烦热者，竹茹汤主之。竹茹三钱，麦冬五钱，枇杷叶三大片，芦根三两。内无热证者，小便利，口不渴，此为阳明虚也，吴茱萸汤主之。吴茱萸二钱，人参三钱，生姜一钱五分，大枣三枚，水煎，日三服。凡阳明病多汗，津液外出。胃中燥，大便必硬，硬则谵语，以小承气汤下之。若一服谵语止者，勿再服。阳明谵语，发潮热，脉滑而数者，小承气汤主之。服药后腹中转气者，更与一服；若不转气者，勿更与之。若服药后，次日不大便，脉反微涩者，里虚也。为难治，勿复议下。阳明病下血、谵语者，此为热入血室，汗止在头。用荆芥三钱，葛根三钱，黄芩一钱五分，麦冬五钱，牡丹一钱五分，生蒲黄二钱，浓煎，以童便对饮之。阳明病脉浮紧，咽燥口苦，腹满而喘，发热，汗出，恶热身重。若下之，则胃中空虚，客气动膈，心中懊侬，舌上有苔者，栀子豉汤主之。若渴欲饮水，舌燥者，白虎汤加人参主之。若脉浮、发热、口渴、小便不利者，猪苓汤主之。阳明病协热下利者，宜六一散；心下痞者，以黄连栝蒌汤调服之。脉浮迟，表热里寒，下利清谷者，四逆汤主之。附子、干姜、甘草。趺阳脉浮而涩，小便数，大便硬，其脾为约，麻子仁丸主之。麻仁十三两，芍药四两，枳实四两，大黄八两，厚朴三两，杏仁六两，蜜丸如梧子大。每用十丸，日三服。阳明实则谵语，虚则郑声。郑声者，重语也。直视、谵语、喘满者死；下利者亦死。发汗多，若重发其汗，谵语脉短者死，脉和者不死。若吐、若下后不解，不大便五六日，或至十余日，日晡时发潮热，不恶寒，独语如见鬼状；若剧者，发则不识人，循衣妄撮，惕而不安，微喘直视，脉弦者生，涩者死。涩者阳证见阴脉也。微者，但发热谵语者，大承气汤下之。利，勿再服。阳明病发狂，弃衣而走，登高而歌，此阳明实也，以承气汤亟下之。如便不结者，大剂白虎汤灌之。石膏四两，麦冬二两，知母一两五钱，加大青一两，甘草七钱。太阳阳明病协热下利者，宜六一散，以黄连煎汤调服之。太阳阳明并病，六七日表证仍在，其人发狂者，以热在下焦，少腹当硬满，小便自利，下其血乃愈，当用桃仁承气汤。又二阳并病，太阳证罢，潮热汗出，大便难，谵语者，宜大承气汤。

少阳病　其证口苦、咽干、目眩、往来寒热、胸胁痛、胸满或痛、耳聋。脉法弦细。头痛发热者，属少阳。少阳不可发汗，发汗则谵语。胃和者当自愈，不和者则烦而悸。伤寒三日，少阳脉小者，欲已也。凡太阳病不解，传入少阳者，胁下硬满，干呕不能食，往来寒热，未经吐下脉沉紧者，与小柴胡汤。柴胡二钱四分，人参九分，黄芩九分，甘草九分，半夏一钱五分，生姜九分，大枣二枚，水煎，温服，日三。加减法：若胸中烦而不呕，去半夏、人参，加栝蒌实一枚。若胁下痞硬，去大枣，加牡蛎二钱半。若渴者，去半夏，加人参、栝蒌根。若腹中痛者，去黄芩，加芍药三钱。若心下悸、小便不利者，去黄芩，加茯苓二钱。若不渴、外有微热者，去人参，加桂一钱。夏勿用。温覆，取微汗愈。若咳者，去人参、大枣，加五味子一钱，少佐以干姜。阳明少阳并病，必下利，脉滑而数，有宿食也。当承气汤下之。若已吐下、发汗、温针，谵语，柴胡汤证罢，此为坏病。知犯何逆，以法治之。三阳合病，脉大上关上，但欲睡眠，目合则汗。药用百合一两，麦门冬五钱，炙甘草一钱，知母二钱，竹叶五十片，栝蒌根二钱，鳖甲如法三钱，白芍药二钱。三阳合病，腹满，身重，谵语，遗尿，白虎汤加百合主之。伤寒六七日，无大热，其人烦躁者，此为阳去入阴故也。伤寒三日，三阳为尽，三阴当受邪，其人反能食而不呕，此为三阴不受邪也。

## 三阴治法总要

三阴病，其证有二。一者病发于三阳，不时解表，以致邪热传入于里。虽云阴分，病属于热，粪结宜下，腹满不可按宜下，有燥粪协热下利宜下。腹痛下利，宜芍药、黄芩、炙甘草以和之。如便脓血，即加滑石、黄连，佐以升麻、干葛。如邪虽入里，粪犹未结，宜清其热。渴者用白虎汤、竹叶石膏汤；不渴或心下痞者，宜黄连、黄芩、芍药、枳壳、麦冬、栝蒌辈以清之。或邪未结于下焦，少腹不坚痛，而误用芒硝以伐真阴，洞泄不已，元气将脱，宜用人参、白术、炙甘草、大枣、干姜、芍药，大剂与之；不止，佐以升提，升麻、葛根、柴胡之类。

若从无阳邪表证，从不头疼、发热，寒邪直中阴经，此必元气素虚之人，或在极北高寒之地，始有是证。法宜温补以接其阳，附子、人参、干姜、官桂，大剂与之。阳回寒退，即以平补之剂调之。勿过用桂、附，以防其毒。三阴各经见证，悉从仲景《伤寒论》法治之。如少阴咽痛，咽中生疮，声不出，用苦酒汤，到咽即效。故知古人立法，非今人可及也。

## 春温夏热病大法

冬伤于寒，至春变为温病，大都头疼发热，或渴或不渴。三阳证俱，然亦间有先微寒，后即发热者，大抵发热其常也。药用辛温，佐以辛寒，以解表邪。太阳宜羌活汤，阳明宜白虎汤。无汗不呕者，间用葛根汤。少阳往来寒热等证，不可汗、吐、下，宜和解，小柴胡汤。渴者，去半夏，加栝蒌根；耳聋热盛，去人参，加麦冬、知母、栝蒌根，渴亦加之。

至夏变为热病，其表证大约与春温同，但热比于温则邪气更烈耳。解表用白虎汤、竹叶石膏汤。有太阳证则加羌活；有少阳证则加柴胡、黄芩。如发斑，白虎汤、竹叶石膏汤加玄参、栀子、桔梗、鼠粘、连翘、大青、小青、青黛，大剂与之。二证若大便秘，宜按之。其邪已结于内，便硬宜察，邪结中焦，小承气汤、调胃承气下之。邪结下焦，少腹坚痛，始用大承气汤下之。

伤寒、温疫，其不可治及难治者，皆属下元虚。

伤寒、温疫，三阳证中，往往多带阳明者，以手阳明经属大肠，与肺为表里，同开窍于鼻；足阳明经属胃，与脾为表里，同开窍于口。凡邪气之入，必从口鼻，故兼阳明证者独多。

邪在三阳，法宜速逐，迟则胃烂发斑。或入于里，则属三阴。邪热炽者，令阴水枯竭，于法不治矣。此治之后时之过也。

近代医师卤莽，既不明伤寒治法，又不识杂证类伤寒，往往妄投汗、下之药，以致虚人元气，变证丛生。元气本虚之人，未有不因之而毙者矣。戒之哉！汗、下之药，焉可尝试也！

时气伤寒　除阴症不可服。

苦参一两，水、酒各一碗，煎八分；重者，水、醋各半服之。一汗而愈。不论伤寒久近，立效。《本草》云：天行尤良。

史鹤亭太史，丁亥春患瘟疫，头痛，身热，口渴，吐白沫，昼夜不休。医师误，谓太史初罢官归，妄投解郁行气药，不效；又投以四物汤，益甚。诸医谢去，谓公必死。遣使迎仲淳至，病二十余日矣，家人具以前方告。仲淳曰：误也。瘟疫者，非时不正伤寒之谓，发于春故谓瘟疫。不解表，又不下，使热邪弥留肠胃间，幸元气未尽，故不死。亟索淡豆豉约二合许炒香，麦门冬两许，知母数钱，石膏两许，一剂，大汗而解。时大便尚未通，太史问故？仲淳曰：昨汗如雨，邪尽矣。第久病津液未回，故大便不通，此肠胃燥，非有邪也。令日食甘蔗二三株，兼多饮麦门冬汤。不三日，去燥粪六十余块而愈。

章衡阳铨部患热病，病在阳明，头痛，壮热，渴甚，且呕，鼻干燥，不得眠。诊其脉洪大而实。仲淳故问医师，医师曰：阳明证也。曰：然。问所投药，曰：葛根汤。仲淳曰：非也。曰：葛根汤非阳明经药乎？曰：阳明之药，表剂有二，一为葛根汤，一为白虎汤。不呕吐而解表，用葛根汤。今吐甚，是阳明之气逆升也，葛根升散，故用之不宜。白虎汤，硬石膏、知母、甘草加麦门冬、竹叶，名竹叶石膏汤。石膏辛能解肌，镇坠能下胃家痰热；肌解热散则不呕，而烦躁壮热皆解矣。遂用大剂竹叶石膏汤，疏方与之，且戒其仲君曰：虏荆非六十万人不可，李信二十万则奔还矣。临别去，嘱曰：斯时投药，五鼓瘥。天明投药，朝餐瘥。已而果然。或谓呕甚，不用半夏，何也？仲淳曰：半夏有三禁，渴家、汗家、血家是也。病人渴甚而呕，是阳明热邪炽盛，劫其津液，故渴；邪火上升，故呕。半夏辛苦温而燥，有毒，定非所宜。又疑其不用甘草，何也？曰：呕家忌甘，仲景法也。

高存之邻人卖腐者，伤寒发哕，两日夜不醒人事。其子乞方，仲淳问曰：汝父当时曾头疼身热乎？曰：然。曰：曾服汗药乎？曰：未也。曾吐下乎？曰：未也。仲淳因索伤寒书检之，其方类用干姜、柿蒂、丁香及附子等温热之药，末条仅载白虎汤一方。仲淳思之曰：伤寒头疼、身热、口渴，本属阳明热邪传里，故身凉发哕，未经汗吐下，邪何从而出？第其人年老多作劳，故于白虎汤中加参三钱。二剂立起。

于润父夫人娠九月，患伤寒阳明证，头疼，壮热，渴甚，舌上黑苔有刺，势甚危。仲淳投竹叶石膏汤。索白药子医马病者。不得，即以井底泥涂脐上，干则易之。一日夜尽石膏十五两五钱，病瘳。越六日，产一女，母子并无恙。

存之一家人妇伤寒，来乞方。仲淳已疏方与之矣。见其人少年，问曰：若曾病此乎？曰：然。曰：愈几日而妻病？曰：八九日。曰：曾有房欲否？曰：无之。仲淳故曰若有房欲，此方能杀人也。其人即置方不取。遂以裤裆、雄鼠粪、麦冬、韭白、柴胡，二剂势定；更用竹皮汤，二三剂全愈。

姚平子伤寒，头疼，身热，舌上苔，胸膈饱闷，三四日热不解，奄奄气似不属者。一医以其体素弱，病久虚甚，意欲投参少许。仲淳叱曰：参一片入口死矣。亟以大黄一两，栝蒌二枚，连子切片，黄连、枳实下之。主人惊疑，不得已减大黄之半。二剂便通，热立解，遂愈。

张太学璇浦内人，患热入血室，发狂欲杀人，白下。医以伤寒治之，煎药未服。陈锡玄邀仲淳往诊。仲淳云：误矣。覆其药，投一剂而安。先与童便，继与凉血行血、安心神药，遂定。

翁文学具茨，感冒壮热，舌生黑苔，烦渴，势甚剧。时稽勋诸昆仲环视挥涕，群医束手。仲淳以大剂白虎汤，一剂立苏。或问仲淳，治伤寒有秘法乎？仲淳云：熟读仲景书，即秘法也。白虎汤中曾加人参三钱。

四明虞吉卿，因三十外出疹，不忌猪肉，兼之好饮，作泄八载矣。忽患伤寒，头痛如裂，满面发赤，舌生黑苔，烦躁口渴，时发谵语，两眼不合者七日，洞泄如注，较前益无度。其尊人虞仰韶年八十二矣，客寓庄敛之处，方得长郎凶问，怀抱甚恶，膝下止此一子，坐待其毙，肠为寸裂。敛之向余曰：此兄不禄，仰韶必继之。即不死，八十二老人，挟重赀而听其扶榇东归，余心安乎？万一有此，惟有亲送至鄞耳！余闻其语，为之恻然。急往，诊其脉洪大而数。为疏竹叶石膏汤方，因其有腹泻之病，石膏止用一两，病初不减。此兄素不谨良，一友疑其虚也。云：宜用肉桂、附子。敛之以其言来告。余曰：诚有是理，但余前者按脉，似非此证，岂不数日脉顿变耶？复往视其脉，仍洪大而数。余曰：此时一投桂、附，即发狂登屋，必不救矣。一照前方，但加石膏至二两。敛之曰：得毋与泄泻有妨乎？余曰：热邪作祟，此客病也，不治立殆。渠泄泻已八年，非暴病也。治病须先太甚，急治其邪，徐并其夙恙除之。急进一剂，夜卧遂安，即省人事；再剂而前恶证顿去；不数剂霍然，但泻未止耳。余为疏脾肾双补丸方，而加黄连、干葛、升麻，以痧痢法治之。不一月，泻竟止。八载沉疴，一旦若失。仰韶耄矣，别余归老，拜谢垂涕，谓父子得以生还，皆余赐也。

庄敛之一庄仆，因受寒发热，头痛如裂，两目俱痛，浑身骨内疼痛，下元尤甚，状如刀割，不可堪忍，口渴甚，大便日解一次，胸膈饱胀，不得眠，已待毙矣。敛之以其证来告，为疏一方：干葛三钱，石膏一两半，麦门冬八钱，知母三钱半，羌活二钱半，大栝蒌半个，连子打碎，枳壳一钱，桔梗一钱，竹叶一百片，河水煎服。四剂而平。此太阳阳明病也。贫人素多作劳，故下体疼痛尤甚。以羌活去太阳之邪；石膏、竹叶、干葛、知母、麦门冬解阳明之热；栝蒌、枳壳、桔梗，疏利胸膈之留邪；故遂愈。

一奴伤寒，热解后，复下血不止。主人以痢药投之，更甚。仲淳云：此伤寒失汗之余症也。用地榆、麦门冬、知母、竹叶，以代仲景诸血证药，遂愈。

常熟吴见，吴在京邸时，有小青衣患伤寒，愈而复，复而愈，愈而再复，不知其几。赵文肃公谓仲淳曰：此非兄不能救，他人亦不肯往。仲淳亟驰诊之，病人面色黄白，六脉微弱，大便不通，胸中不快，亦不思食。曰：此为伤寒百合坏症之余邪且退矣。胸中不快，虚而气壅，非实邪也；不大便者，久病津液枯，气弱不能送也。投以人参五钱，麦门冬两许，炒枳壳炒八钱。尽剂立解而瘥。

庄敛之一仆，因伤寒后劳复，发热头痛，腹内作泻，势甚危急。余为疏方：山栀仁四钱，枳实二钱，豆豉一两，川黄连二钱，干葛三钱，调六一散五钱服。二剂热退泻止，头痛亦愈。但不思饮食，为去山栀、枳实、黄连，加鳖甲四钱，炙甘草二钱半，麦门冬五钱。不数剂而愈。

梁溪一男子素虚，春中感冒，头痛，肌痛，发热。羌活二钱，麦门冬三钱，炙甘草一钱，紫苏一钱五分，北细辛七分，前胡一钱五分。次日，头痛止，热未退，口渴。仲淳用芍药、五味子。人曰：风邪未退，遽用酸敛，何也？曰：因人而施尔！一杯即愈。麦门冬三钱，甘草一钱，栝蒌根二钱五分，干葛一钱五分，桑白皮三钱，桔梗一钱，白芍药一钱，五味子五分。

从祖近湖公少年，因房劳食犬肉伤寒。诸医以其虚也，攻补兼施，至发狂登屋，奔走呼号，日夜令壮夫看守者几月余。急走使延朱远斋。远斋先命人煎人参膏二斤以待，用润字号丸药数钱下之，去黑粪无算，势遂定，奄奄一息，邻于死矣。徐以参膏灌之，至百二十日全瘳。

治伤风后耳聋。仲淳定。

甘菊花二钱　石草蒲忌铁，一钱　柴胡六分　栝蒌根二钱　贝母去心，二钱　前胡一钱　甘草六分　北细辛四分　苏梗一钱　桑白皮忌铁，二钱

加竹沥一杯，不拘时服。

赵和斋年六十，患外感。予以他事请见，延至中堂，云偶因劳倦体疲，正欲求教，予为之诊视，细按其六部，并察其形神，谓云：翁病属外邪，非劳发也。须着意珍重。时葛存诚在坐，予私谓云：此病是极重外感，邪气有内陷之兆，恐难挽回。别去三日，大雨中复来邀看，则神气已脱，脉无伦次。问其所服何药？云石膏汤。予云：病证固重，服药又差，无汗发热，非阳明证，何得用石膏？此太阳症未经发汗，邪气传里，里虚水涸，不胜邪热，真气已脱，必不可救。时犹以予言为妄，不两日而毙矣。

魏季尝正产后，饮食不节，复感风寒，遂致发热谵语，喘咳气逆，恶露绝不至，势甚急迫。予谓此症俱系外来客邪，尚属可救。设正气虚脱现诸症者，必无幸矣。何以见之？以脉气浮大有力故也。用大剂疏风消食之药，二剂便霍然。先是有用白术、归、芎等补药，几为所误[①]。二条附。

① 赵和斋年六十……几为所误：原无，据崇祯本、道光本补入。

## 暑

治伤暑。

高存之次郎童时，夏月身热十昼夜，止饮白汤。诸医汗之不解，以麻仁丸下之，热如故。惶急中，仲淳忽至，诊曰：此伤暑也。白虎汤是其本方，因误汗下虚甚，加人参三钱。一剂微汗瞑眩，少顷热解。更疏一方，防其疟痢，仍用人参二钱，兼健脾、清暑、导滞之剂。未几疟作，如方饮之，疟止痢又作。存之不得已，于生脉散中加益元散饮之。儿尪羸甚，诸医曰：数日后死矣。举家惶急，禳祷纷纭。仲淳复自松陵来，存之语之故。仲淳曰：生脉、益元散得之矣。不诊而谛视儿，问糜甘否？曰：甘。大呼曰：病去矣。存之且喜且讶，儿旦夕虞不保，兄言何易也？仲淳曰：视儿目光炯炯，且饮食味甘，是精神已旺，胃气转矣。寻果脱然起。

臧玉涵子岁半，盛夏咳嗽七日，因浴受惊，又伤食，大热倦顿三日，不敢与药，目翳唇茧舌干。谋之仲淳，曰：此暑病也，当与白虎汤。《玉涵》曰：腹泻，石膏无害乎？曰：先以天水散探之。服二钱，少顷，药夹痰而吐，微汗身凉，黄昏复热；又以天水散二钱，不效。仲淳曰：其为暑症无疑，当以白虎汤加人参。因儿患肺热且止。仲淳再诊之曰：暑邪客于皮肤分肉，有热无寒，是为瘅疟。断当用白虎汤。连服二剂，不效。鼻露眼开，口不纳气，势甚危。叩仲淳，曰：此正气不足胜邪也。偶思《刺疟论》有云：凡疟先时一食顷乃可治，过时则失之也。又云：无刺熇熇之热，无刺浑浑之脉，无刺漉漉之汗。意者服药不得时耶！将前药并剂煎，露一宿，鸡鸣温服之，病顿失。更不须调理，精神渐复，经年无病。以此知仲淳察病望气，灵心慧眼，又知服药贵及时。当早服晚投，当晚服早投，当热而温，当温而热，均失之也。此《玉涵》自定案。

任丘裴在涧弃家逃禅，持戒茹素，遍游五岳，足迹几满天下，偶客金坛，寓西禅寺僧舍，酷暑中坐卧小楼，日持准提咒三千，念佛号三万。忽患头痛如斧劈，身热发躁，口干，日饮冷水斗余，渴犹未解，自分必死。庄敛之怜其旅病，时过视疾。一日，急走苍头召敛之永诀，以所携书画玩器尽授敛之，泣而言曰：兄其为我收藏，吾死后，切勿用世俗礼葬我，惟以两缸盛吾尸其中，以三尺地埋之耳！敛之涕泗填胸，束手无策。余此时游梁溪阳羡间，敛之命余仆克勤相追归，视其脉知系受暑，为疏竹叶石膏汤方。敛之如方制药，躬为煎服。不二剂，发热、口渴俱止；几十剂，病始退；旋加健脾药十余帖而安。

伤暑霍乱神方　包瑞溪学宪传，仲淳累验。

丝瓜叶一片，白霜梅肉一枚，并核中仁，同研极烂，新汲水调服，入口立瘥。

又方　马铭鞠传。用粟米连壳捣碎，煎汤温服，下口立愈。屡试神效。

又方　梁溪顾圣符传。取扁豆叶捣汁一碗，饮之立愈。

又方　高存之家仆妇患此，仲淳以砂仁一两，炒研，盐一撮，沸汤调，冷定，服一剂愈。伤冷物者，加吴茱萸四钱。

又方　用青蒿嫩叶，手揉如豆大，井水吞下数枚，立愈。

治中暑昏眩，烦闷欲死。

挖地深尺余，取黄土，以新汲水调化，饮一二瓯，立愈。

又方　取田中泥浆涂脐上，令壮者溺其上，并溺口中，得咽立起。

治中暑大小便不通。

用田螺三枚，捣烂，入青盐三分，摊成膏，贴在脐下一寸，即愈。

## 疟

如发热口渴，先服此方一二剂。

麦门冬五钱　知母蜜炙，二钱五分　硬石膏研细，五钱　竹叶三十片　粳米一撮

煎八分，不拘时服。

治热多，作吐，头痛，口渴，无汗或汗少。

白茯苓三钱　橘红二钱　山楂肉二钱　竹茹二钱　知母蜜炙，二钱　麦门冬四钱　硬石膏研细，五钱

治寒多，热少，无汗。

干姜一钱，生用　柴胡一钱五分　当归　广皮　吴茱萸　白术土炒，各三钱

如呕吐而寒甚者，此方去柴胡、当归，加人参二钱，半夏姜汁炒，一钱。如泻，去当归，加茯苓二钱。如有食，脾胃不健，第二方去当归，加白豆蔻末七分。如寒热相

半及先寒后热者，第二方加黄芩一钱。如汗多，加白芍药酒炒，三钱，黄芪蜜炙，三钱，去柴胡。如伤食，必恶食，第二方加山楂五钱，白豆蔻末七分，神曲炒，二钱，厚朴姜汁炒，一钱。如渴甚者，不可用半夏，当用第一方加天花粉二钱，倍用麦门冬、知母，须三四剂方可换健脾胃药；或兼用健脾胃药，如白茯苓、白术、广陈皮、白芍药、人参、白豆蔻、山楂等剂是也。如寒甚，只用第二方加人参五钱、生姜五片。如寒热俱甚，久不止者，前方中去白术、干姜，加鳖甲醋炙，研极细，二钱，地骨皮二钱，麦门冬五钱，牛膝五钱。



太阳经疟、头痛、遍身骨痛、项脊觉强主方。如渴则兼阳明矣。

羌活二钱，此系太阳主药　前胡一钱五分　猪苓一钱　泽泻炒一钱　陈皮二钱

恶寒，加姜皮，甚则加桂枝。渴则加干葛。渴甚汗多，加麦门冬、知母、竹叶、白术。久病用黄芪。虚甚加人参。

治秋深寒热甚而汗多者。

人参白虎汤中加桂枝。素有血证及咳嗽者，勿用参、桂。

阳明经疟，热甚、渴甚、烦躁、恶人声、恶心、不眠主方。

硬石膏研细　麦门冬各五钱，加至一两五钱　知母去皮，蜜炙，三钱，加至一两　竹叶四十片，加至一百片　粳米一撮

水三大碗，煎一碗，不拘时服。如疟初发，汗未大透，本方加干葛三钱。痰多，本方加栝蒌根三钱，橘红三

钱，竹沥一杯。如呕，本方去竹叶，换竹茹三钱，橘红三钱。汗多，本方去干葛，加人参三钱，元气虚倍之，白术三钱。如兼恶寒甚，指爪色黯，本方加桂枝一钱五分。头痛，骨痛，又兼前症，此太阳阳明也。本方加羌活二钱。如在秋末冬初，又兼恶寒，加桂枝一钱。每日下午，别服开胃健脾、消食消痰、兼除寒热疟邪药一剂，方具于后：

麦门冬五钱　鳖甲三钱，加至一两　广橘红　人参各三钱，加至五钱，素有肺火者勿用　白豆蔻仁四分，加至七分　白茯苓三钱　乌梅肉一枚　白术二钱，加至四钱，胃热及肺火咳嗽勿用　牛膝酒洗二钱，加至八钱

水三钟，煎一钟。研入白豆蔻末，乘热服。如热甚而呕，加木瓜三钱，枇杷叶三大片，竹茹二钱。如虚寒胃弱，有痰有湿，因而呕者，加半夏矾汤泡，一钱，加至三钱，姜汁十匙加至半杯，渴而便燥者勿用。

少阳经疟，往来寒热相等、口苦而呕、或兼耳聋、胸胁痛主方。

小柴胡汤柴胡、黄芩、半夏、甘草、人参　鳖甲三钱至七钱　牛膝　橘红各三钱至五钱

如恶食，本方加枳实炒，一钱，白豆蔻五分。如有肺火，本方去人参、半夏，加麦门冬五钱，牛膝、鳖甲、橘红如故。如爪黯、便燥及痰盛，方中去半夏，加当归三钱，竹沥一大杯。恶寒甚，本方加桂枝一钱至二钱，生姜皮一钱至三钱。如兼阳明，渴欲引饮，此少阳阳明也。本方去半夏，加石膏八钱，麦门冬五钱，竹叶三十片。每日下午，别服开胃健脾、消食消痰、兼除寒热疟邪等药，

如前方。

太阴脾疟，寒从中起、寒甚而后热、呕甚、呕已乃衰主方。

桂枝二钱　人参三钱　白芍药酒炒，三钱　姜皮三钱

水二钟，煎一钟，空心饥时各一服，再煎五六分。下午别服开胃健脾、消食消痰、兼除寒热疟邪药，如前方。

少阴经疟，恶寒、心烦而渴、小便艰涩、无汗、躁欲去衣、或手足冷、或欲饮水、或咽痛主方。

鳖甲　牛膝各三钱至七钱　知母二钱至五钱　桂枝一钱至二钱　细辛五分　橘红三钱　白茯苓三钱　猪苓一钱　泽泻一钱　人参三钱，有肺火勿用　姜皮一钱至三钱

水二钟，煎八分，空腹饥时各一服。如寒甚，倍人参、姜皮。如热甚，倍鳖甲、牛膝，加乌梅肉。有痰，加竹沥。下午别服开胃健脾、消食消痰、除寒热药，大略如前方。

厥阴经疟，色苍苍然、善太息不乐主方。

桂枝一钱至三钱　柴胡一钱至三钱　鳖甲二钱至四钱　当归三钱至五钱　橘红二钱至三钱　牛膝二钱至五钱　何首乌五钱

水三碗，煎一碗，空心饥时服。便燥及昏晕欲死，本方加麦门冬、竹沥。下午别服开胃健脾、消食消痰、除热药，如前方。如有肺火及内热，去桂枝，加知母三钱。

治阳分间日疟，寒热俱甚，烦躁，舌苔。

硬石膏三两　知母五钱　麦门冬一两五钱　竹叶一百片　栝蒌根六钱　贝母五钱　广陈皮三钱　发日加人参五钱，有

肺热者勿用　姜皮一钱

隔夜煎成，露一宿，五更服。

治隔一日一发，先热后寒，热少寒多，午时发，头疼，筋骨痛，唇燥，口干，恶心，无汗，后半夜凉，天明头痛止。

羌活二钱，头不痛即去之　干葛二钱五分　陈皮三钱　麦门冬五钱　知母二钱　生姜皮二钱　炙甘草五分　何首乌五钱

水二钟，煎八分，露一宿，天明温服。

治胎前疟，热多，口渴方。

黄芩酒炒，二钱　柴胡一钱　硬石膏五钱至一两　麦门冬去心，五钱至一两　知母去皮，蜜炙，忌铁，二钱至四五钱　广橘红二钱至三钱　白茯苓三钱　竹叶五十片至一百片

胃虚，加人参二钱至三五钱。河水二碗，煎八分，饥时服，发日五更温服，滓再煎六分并进。如热甚寒亦甚，本方加生姜皮二钱至四钱，白术三钱。

治胎前疟，寒甚，不渴，少汗方。

人参　生姜皮各五钱至一两　广橘红去白，二钱至四钱

河水二碗，煎八分，五更温服，再煎五六分并进。寒甚者，阳气虚而下陷也，益阳气则寒自止，邪自散矣，故应多服人参。如汗多，并加黄芪五六钱。

治产后疟主方。

当归三钱至五钱　柴胡一钱　鳖甲四钱至七钱　牛膝一两　白茯苓三钱　广橘红三钱　生姜皮一钱至二钱　干姜炒黑，四分至六七分

水二钟，煎八分，露一宿，五更温服。如渴，加麦

门冬六钱，竹叶五十片，青蒿三五钱，去生姜皮、干姜。如渴甚，更加知母三钱，栝蒌根三钱。痰多，并加贝母四钱。如脾胃弱，加人参三钱至一两，元气虚亦如之。有肺热者，去人参，加白芍药四钱。如汗多，加黄芪二钱至五钱。寒甚，加桂枝七分至一钱二分，干姜炒黑，七分。如恶露未尽亦如之，并加益母草五钱，黑豆炒，一两，苏木五钱，打碎，别以绵裹入药煎。热多，加青蒿三四钱。

治三日疟，寒多。

当归酒洗，二钱五分　桂枝一钱五分　干姜二钱　广陈皮五钱　何首乌洗净切片，五钱　人参三钱至一两

治三日疟，寒热俱甚，或早晏不齐，作止不一。

鳖甲　牛膝　何首乌　广橘红　麦门冬各五钱　知母三钱　桂枝一钱五分　姜皮三钱，无汗倍之　乌梅一枚　干葛三钱，汗多或呕去之，无汗倍之

水三钟，煎一钟，露一宿，发日五更温服，渣再煎七分，余日空心饥时服。如渴，加石膏一两，竹叶五十片，渴止去之。气虚，加人参五钱。如汗多，加黄芪三钱，兼便燥，加归身五钱。不思食及食难化，加人参五钱，白豆蔻仁七分，厚朴一钱五分。如泄，去石膏、知母、竹叶，倍白术，加茯苓三钱，车前子二钱，肉豆蔻一钱，泽泻一钱。痰多，加竹沥一大杯。

治三日疟，热多，渴甚。

鳖甲　牛膝　何首乌　麦门冬各五钱加至两二钱　知母四钱加至七钱　橘红五钱　石膏八钱加至三两　竹叶三十片至百片

水三大碗，煎一碗，露一宿，发日五更温服。如恶食，加青皮醋炒，一钱五分，白豆蔻仁七分。无汗或有汗而

少，加干葛四钱。汗多，本方加人参、白术。气虚，倍加人参。如呕，本方加竹茹、乌梅。便燥，加当归。得汗渴止，去石膏、干葛。下午别服开胃健脾、消食消痰药，如前法。

治三日疟，寒多热少，汗少或无汗。

人参　白术各五钱至一两　橘红四钱至六钱　桂枝二钱至三钱　姜皮五钱至一两　白豆蔻仁七分。

水三碗，煎一碗，露一宿，发日五更温服，渣再煎七分，连进不拘时，空心饥时服。

治三日疟阴分。黄氏姑服之立起。

何首乌二两　牛膝一两　当归五钱，便燥用，胃弱勿用　鳖甲醋炙，一两　广橘红三钱

水三钟，煎一钟，空心服，立愈。虚极者，加人参一两。

治三日疟。

人参一两　生姜皮五钱

水二钟，煎八分，空心服。于中父病疟，初服此不效。仲淳坚持此方，加参至三两，生姜皮至一两五钱，二服即起。

治疟邪未尽而痢作者，先服此方二三剂。

鳖甲三钱　广陈皮去白，三钱　白茯苓三钱　柴胡一钱　白芍药三钱　干葛一钱

如恶寒，寒热交作，加柴胡二钱，生姜皮一钱。如渴，去姜皮，加寒水石七钱，滑石四钱。如无汗，加干葛二钱至三四钱。可服参者，加参三钱。

次服方服之滞下必止。

干葛二钱五分　升麻醋炒，七分　莲肉去心，四十粒，炒炙甘草一钱　乌梅肉二枚　广橘红三钱　白扁豆炒，二钱　鳖甲二钱　白茯苓二钱　白芍药酒炒，三钱　黄芩酒炒，一钱五分　川黄连土炒，二钱加至三钱

河水二钟半，煎八分，调水飞过滑石末四钱，兼吞滞下丸二三服，送以葛根汤，或莲子汤亦佳。如腹痛，以炒砂仁三四钱，浓汤，吞滞下丸。

治久疟不已，似劳证。

当归酒洗，五钱，便燥者用　牛膝酒浸，五钱　鳖甲三钱　何首乌自采鲜者，五钱　广橘红三钱　生姜皮二钱五分　柴胡一钱五分，已上二味，热多无汗者用，有汗则去之　贝母三钱

水三钟，煎一钟，加竹沥一大杯。发日五更时服。隔夜先煎，露一宿，临服时再重汤炖温。盖疟者，暑气为病也。暑得露即解，世鲜知者。

防疟方夏秋不辍，必无疟矣。

何首乌十二两　真茅山苍术十两　半夏六两　橘红八两　人参四两　白茯苓八两　藿香叶三两　白豆蔻仁一两五钱

为细末，米粉糊加姜汁丸如绿豆大。每五钱，下午及临卧白汤吞。

时淳年十七时，为疟所苦，凡汤液丸饮巫祝，靡不备尝，终无救于病。遍检方书，乃知疟之为病，暑邪所致也。经曰：夏伤于暑，秋必痎疟。遂从暑治，不旬日瘳。后数以意消息，散邪之外，专养胃气。痰多者消痰，气虚者补气，血虚者益血；又分脏腑经络，各从其类以施向导。即经年不愈者，竟霍然起矣。

沈少卿中丞，请告时苦疟。仲淳往诊之，惫甚。

曰：再一发死矣。先生何方立止之。仲淳曰：何言之易也。书三方作五剂，一日夜饮尽，次早疟止。先二剂清暑，用大剂竹叶石膏汤加桂枝，以其渴而多汗也。次二剂健脾去积滞，用橘红、白豆蔻、白术、茯苓、谷蘗、乌梅、白扁豆、山楂、麦芽。最后一剂，人参一两，生姜皮一两，水煎，露一宿，五更温服，尽剂而效。

顾伯钦患疟，仲淳之门人疏方，以白虎汤加人参一两。一庸工云：岂有用参至两数者乎？改用清脾饮，二十余剂而疟不止，体尫弱。仲淳至，笑曰：此虚甚，非参不可，吾徒不谬也。投以大剂参、芪，一剂而瘥。

人参一两　黄芪蜜炙，一两　知母蜜炙，五钱　陈皮二钱　干葛二钱　甘草八分　石膏五钱

庄敛之妾患疟，寒少热甚，汗少，头痛，不嗜饮食。余为诊，脉洪数而实。用麦门冬五钱，知母三钱五分，石膏一两五钱，竹叶六十片，粳米一撮，橘红二钱，牛膝一两，干葛三钱，白茯苓三钱，白扁豆三钱。三剂不应。忽一日，凡寒热者再，昏迷沉困，不省人事，势甚危急。敛之过余云：恐是虚弱，前方石膏、知母、竹叶似近寒凉，非其治也。余亦心疑，为去石膏等，而加人参二钱。已别矣，余追想前脉的非属虚，急令人往嘱，令其将参煎好，勿轻与服，待按脉加斟酌焉。次早往视其脉，洪数如初，急止人参勿服，惟仍用前方而加石膏至二两，何首乌五钱。令其日进二剂，疟遂止。

庄敛之前患疟妾，越一载，忽头痛如裂，心内杂乱不清，喉作痛，失音，舌破，咳嗽有痰，胸膈饱胀，恶心不思饮食，如此者四日矣。日渐增剧，陡发寒热如疟

状，寒少热多，热后频出汗方解。平时有心口痛证，并作下元无力如脚气状。敛之疑为伤寒。余曰：此受暑之证，即前年所患疟而势加剧耳！法当先去其标。令以石膏二两，麦门冬五钱，知母三钱，橘红二钱半，牛膝五钱，鳖甲四钱，竹叶一百五十片，贝母三钱，栝蒌根三钱，河水煎服。三四剂心内清，头疼、喉痛、失音、舌破、饱胀、寒热俱愈，但恶心不思食如故，而心口痛、下元无力不减。余为去石膏、知母、竹叶、鳖甲、贝母、栝蒌根，而加延胡索二钱，五灵脂七分，生蒲黄一钱五分，薏苡仁八钱，木瓜二钱，石斛三钱，白扁豆三钱，白芍药三钱，竹茹二钱，枇杷叶三大片，炙甘草四分。几十剂而愈。

高存之甥女嫁后，患胎疟久不止。仲淳云：病在阴分。以人参五钱，牛膝一两，兼健脾清暑，一剂而止。

章衡阳子室患疟后失音，寒热愈甚，告急仲淳。仲淳云：此必疟时不遇明眼人，妄投半夏故也。投以大剂麦门冬、白茯苓、炙甘草、鳖甲、知母、贝母，数剂瘳。

治停食发疟。

梁溪王兴甫，偶食牛肉，觉不快，后遂发疟，饮食渐减，至食不下咽，已而水饮亦不下，白汤过喉间，呕出作碧色，药不受，小便一滴如赤茶，大便闭。诸医束手。仲淳忽至，视之，令仰卧，以指按至心口下偏右，大叫，因询得其由。用丸药一服，至喉辄不呕，水道渐通，次日下黑物数块如铁丸。药用矾红和平胃散作末，枣肉和丸，白汤下三钱。其病如失。再以人参五钱，麦门冬五钱，橘红三钱，白芍药三钱，水煎服，四日起。

治疟母丸方

鳖甲如法，四两　䗪虫煅存性，研极细，一两半　广橘红一两五钱　射干晒干，一两　青皮醋炒，八钱　人参八钱　肉桂去皮，六钱　干漆煅烟起存性，研如飞尘，五钱

为极细末，醋煮稀糯糊，和丸如梧子大。每四钱，空心淡姜汤下。

## 痢

滞下如金丸滞下俗呼痢疾。

真川黄连真姜汁浸，隔土如法，炒九次，不拘斤两

细末，姜汁和水跌丸，如梧子大，贮磁器中封固。如胃弱，以莲子四十粒，橘红二钱，人参二钱，升麻醋炒，七分，煎汤，吞四钱。腹痛，以白芍药三钱，炙甘草一钱，黄柏一钱，升麻醋炒，七分，煎汤，吞四钱。以后各条加减，皆以丸药四钱为率。里急甚，以白芍药三钱，炙甘草一钱，当归二钱，升麻醋炒，七分，煎汤，吞四钱。后重甚，加槟榔一钱五分，枳壳一钱，木香汁七匙，调入。口渴及发热，调滑石末三钱，去木香。小便赤涩短少，或不利，加滑石末三钱，调入各症汤中吞药。赤多，加乌梅肉二钱，山楂肉三钱，红曲二钱。兼里急，用当归等，加入如前方。白多，加吴茱萸汤泡一次，七分，黄芩酒炒，一钱五分。恶心欲吐，即噤口痢，多加人参、石莲肉、绿色升麻醋炒，可用至八分或一钱，白扁豆炒，三钱，白芍药酒炒，三钱。久痢不止，加肉豆蔻一钱，莲肉去心，炒黄，三钱，砂仁炒，一钱五分，人参三钱，白扁豆炒，去壳，二钱，炙甘草一钱，橘红二钱，白芍药酒炒，三钱，白茯苓二钱，细末，炼

蜜丸如梧子大。每服三钱，米汤下。若积滞未尽，加滑石末三钱，每服四钱，白汤吞。水泻无积滞者，用人参、橘红、炒砂仁汤吞三钱。凡治滞下，非元气壮实多啖能食之人，慎勿轻用大黄、巴豆、牵牛、甘遂、大戟等下药。凡产后滞下，积滞虽多，腹痛虽急，不可用大黄等药行之，致伤胃气，遂不可救。但用人参、白芍药、当归、红曲、升麻醋炒、益母草，加炙甘草一倍，滑石末四五钱足矣。若恶露未尽，兼用乳香、没药各七分五厘，炒砂仁末一钱，久之自愈。血虚，可加阿胶二钱，蛤粉炒。凡胎前滞下，宜用黄芩、黄连、白芍药、炙甘草、橘红、赤曲、枳壳、莲肉炒，略用升麻。未满七月，勿用滑石。证急者必须用之，不拘此例。

护心夺命丹治虚弱人患痢及痢久脾胃虚者。

肉豆蔻一两五钱　白芍药酒炒，六两　炙甘草一两　广橘红三两　白扁豆炒，三两　滑石六两　赤曲炒研，四两　莲肉去心，炒焦黄，五两　绿色升麻醋炒，二两五钱　川黄连切片，拌好酒，同吴茱萸浸二宿，瓦上炒干，分开连、萸各贮，净黄连三两，白痢加茱萸一两

细末，炼蜜丸如绿豆大。每服三钱，白汤吞。如噤口痢并虚弱人，即以前方中去豆蔻，另用人参三钱煎浓汤吞。

加味滞下丸

川黄连白痢如前法，赤痢用湿槐花炒，去槐花，八两　白芍药酒浸，切片炒，五两　乌梅肉二两　滑石水飞如法，六两　炙甘草二两　升麻绿色者，醋炒，三两　莲肉去心，炒如法，六两　白扁豆炒去壳，三两　红曲簸净炒，五两　干葛二两

为细末，蜜丸。每五钱，白汤吞，饥时服。证重者，日三服。

又滞下丸

川黄连如法制，一斤　滑石末八两　槟榔四两　炙甘草三两　木香为末，和水隔汤炖，二两五钱　枳壳炒，五两　白芍药酒炒，五两

细末，荷叶汤稍加姜汁，糊成丸如绿豆大。每服三四钱，乌梅汤吞。若加吴茱萸、白扁豆、陈皮各三两，治白痢。作四样：一无木香；一无槟榔、枳壳；一加当归；一加吴茱萸、白扁豆、橘红，去槟榔、枳壳。燥热、烦渴、恶心者，勿用木香。元气虚弱者，勿用槟榔、枳壳；积滞多而后重者，用槟榔、枳壳。里急色赤者，用当归；惟恶心、呕吐及不思食者勿用。久痢，加肉豆蔻。

治血痢痛甚汤液仲淳传自包瑞溪学宪，试之神效。

白芍药酒炒，五钱，此一味仲淳加入者　枳壳槐花同炒，去槐花，五钱　升麻醋炒，七分　真川黄连姜汁炒，五钱　滑石末三钱　乳香　没药各七分五厘　山楂肉三钱　甘草五分

治噤痢神效。

绿色升麻醋炒，一钱　人参三钱　莲肉去心，炒焦黄，三十枚

水一钟，煎半钟饮之。蜜和为丸更妙。每四钱一服，白汤吞。

治久痢，红中兼有青色白痰，间发热。

真川黄连槐花炒，一钱五分　白芍药酒炒，二钱　广陈皮三钱　人参一钱　莲肉炒，十二枚　肉豆蔻八分　炙甘草五分

山楂肉二钱　绿升麻醋炒，五分　砂仁炒，一钱　滑石末二钱五分，调服。

治噤口痢，吐不纳药者。

人参一两　川黄连姜汁制，五钱　石莲子炒，去心，五钱

水二钟，煎八分，小杯缓服之。吐止痢亦止。

大黄丸痢初起壮实者可用，胃弱者禁施。

川大黄切片，蜜蒸，一斤　白芍药酒浸，切片炒，六两　甘草炙，三两　槟榔四两　木香切片，不见火，为末，一两　枳壳炒，四两

细末，炼蜜同水煎，木香和捣为丸，如绿豆大。白莱菔汤吞三钱，重者五钱，以行两三次腹中爽快为度。胃气虚极之人，勿轻用之。积滞重而元气虚者，以人参汤吞。孕妇以人参、缩砂汤吞；行后，另用人参丸补之。

予家夏秋患此甚众，辄依前方疗之，岁为常，并以应里中之索方者，一一神验。黄聚川年兄太夫人，年八十余，偶患痢，胸膈胀，绝粒数日。予以升麻、人参、黄连、莲肉方授之，参至一两，诸子骇甚，再问予。予曰：迟则不救矣。一剂啜粥，再剂腹中响，一泄痢即止。今年九十余，尚健也。

陈赤石督学，因校士过劳感暑，遂滞下纯血，医皆难之。陈刺史曰：此非缪仲淳莫能疗也。使者旁午，得之吴门，一日夜驰至武林。仲淳诊得其所由，遂用人参五钱，升麻七分，炙甘草一钱五分，乌梅二枚，红曲一钱五分，川黄连三钱，白芍药二钱，莲肉四十粒，煎调滑石末五钱，二剂而愈。督学曰：痢止矣，心摇摇不能阅卷，奈何？

仲淳曰：此劳心太过，暑因客之故尔。加竹叶、干葛、酸枣仁，一剂遂平。

姚公远幼子病痢，一医误下之，遂下纯血，气喘，身热，不思食。仲淳偶至，亟以人参四五钱、石莲子、白芍药、升麻、橘红、草石蚕、白扁豆、滑石末、炙甘草。投以一剂，喘平，血止；又数剂，痢止。仲淳临别嘱公远曰：儿百日内不出痘则生，以下多元气未复故也。未几即痘，果殇。

家弟稚端幼病痢甚，日夜数十次，服数剂即愈。

人参三钱　吴茱萸滚汤泡七次，一钱　川黄连姜汁炒，一钱

后二味饭锅上蒸，水煎至八分，温服。如不受，以药一匙，间米汤一匙，渐渐饮之，胃气渐复。如头痛发热，煎方中加寒水石六钱，即硬石膏，干葛一钱，别调六一散四钱，冷水服。

庚子秋，华氏妹归宁，忽痢，日夜几百行，身热，发呕，一呕数十声不绝。吴医争欲下之，且曰：补即死矣。时仲淳以先王母病留湖滨，怜其促治后事甚亟，曰：既已知危，何不以药试之？服如金丸。因思饮，予固守仲淳前方，以人参五钱、炒黄连、白扁豆、升麻、滑石、炙甘草、橘红，再进如金丸。二剂势稍定，更数服愈。华水部至今感服。

友人虞元静房中人方孕，五月患滞下，腹痛日不下数次。为定此方，甫服一钟，觉药行至腹，即解一次，痛亦随已，滞下全愈。

川黄连四钱　白芍药三钱　黄芩三钱　白扁豆二钱　莲肉四十粒　橘红一钱半　枳壳三钱　红曲二钱　干葛一钱半

升麻五分　炙甘草一钱　乌梅肉一枚

治毒痢及发疹时疹毒下利方

鲜金银藤即忍冬藤，数两，煎浓汁三大碗　入地榆五钱　川黄连槐花湿拌炒，四钱　黄柏二钱　黄芩二钱　白芍药酒炒，三钱　炙甘草二钱　升麻绿色者，醋炒，六分

同煎至一碗，调水飞过滑石末五钱，不拘时服。

治湿热腹痛。

一少年贵介，暑月出外，饮食失宜，兼以暑热，遂患滞下。途次无药，病偶自止。归家腹痛不已，遍尝诸医之药，药入口，痛愈甚，亦不思食。仲淳视之曰：此湿热尔！其父曰：医亦以湿热治之而转剧。仲淳曰：投何药？曰：苍术、黄连、厚朴、枳壳、陈皮等。仲淳曰：误也。术性温而燥，善闭气，故滞下家忌之。郎君阴虚人也，尤非所宜。更以滑石一两为细末，以牡丹皮汁煮之，别以白芍药酒炒，五钱，炙甘草二钱，炒黑干姜五分，水煎，调滑石末服之。须臾小便如注，痛立止。

秦公蕃病痢，医误投涩剂，一服痢止，湿热无自而出，遍攻肢体骨节间，以致项强，目赤，肩、臂、腕、膝、足、胫俱发肿，痛甚不能转侧。仲淳疏方寄之，用白芍药、石斛、牛膝、木瓜、黄柏、薏苡仁、炙甘草、车前子、茯苓。痛虽止，尚不能转侧，更用蒺藜、菊花、何首乌、胡麻、黄柏、炙甘草。复逾年愈。其始病时，一医稍投参、术，痛极欲死。此系本证阴虚有火，又加湿热暑湿交攻，故现此证，名痢风。阴虚火多，故不受补，又不宜燥，惟微寒清平之剂调之，久之自愈。

凡治滞下，与大肠滑泄自利不止不同。滑泄自利不

止，有可涩之道，故古人有间用罂粟壳及诃梨勒以止其滑泄。若夫滞下，本属湿热涩滞不行，法宜疏利，药忌兜涩。大肠者，肺之腑也。大肠既有湿热留滞，则肺家亦必有热。肺乃华盖之脏。经曰：脾气散精，上归于肺，通调水道，下输膀胱。是肺气喜通利，恶闭涩，故古人药性中每云利肺气，其意概可见已。倘误用罂粟壳、诃梨勒，使湿热无所宣泄，肺气不得下行，非惟滞下增剧，湿热薰蒸，上干乎肺，则胀闷、气逆、不得眠、不思食诸证至矣。又有久嗽不愈，缘于肺虚有火，当清肺润肺，忌用涩燥闭气之药。设若误用粟壳、诃子，俾火壅于肺，不得下降，若兼参、术、半夏，即死不旋踵矣。世医往往蹈此覆辙相寻，卒无悟者！聊为论著，敢告方来。

以上疟、痢二门诸方，皆仲淳斟酌所定，因证加减，与时消息，可谓详且尽矣。然不尽用方书所载，投之辄效，百不爽一，盖独开门户者也。

外有时行疫痢一证，三十年前，间或有之，今则往往夏末秋初，沿门阖境患此。其证大都发热，头疼，口渴，烦躁，下痢，溺涩，甚者一日夜行百次。或兼发斑疹，势甚危迫。世医妄指为漏底，殊不知此是时气使然。因世人禀赋渐薄，积感湿蒸厉气所致。治法当清热解毒表散为急，如升麻、葛根、柴胡、黄连、黄芩之类。或热甚渴甚，前药中可加寒水石。更有别证，以意加减。切忌下行、破气、收涩，如大黄、芒硝、槟榔、枳实、乌梅、粟壳等。犯此者多致不救。[①] 上一条附。

① 外有时行……多致不救：原无，据崇祯本、道光本补入。

## 脾　　胃

黄病有积神方一平头试之神验。

苍术炒　厚朴姜汁炒　橘红　甘草　山楂肉　白茯苓　麦芽各二两　槟榔一两　绿矾火煅研细，一两五钱

为末，枣肉丸如梧子大。每服一钱，白汤吞，日三服。凡服矾者，忌食荞麦、河豚，犯之即死。

治老人伤冷食及难化之物。

生姜或紫苏煎汤，置浴锅内，令病者乘热浸汤内，以热手揉心胃肚腹，气通食化矣。

又方　蕲艾灸胃脘并肚，气从口鼻出，立愈。

治胃脘痛属火证者。一女婢患此数十年，一剂良已。

橘红　淡豆豉　山栀仁炒黑，各三钱　生姜五片　枳壳一钱

水一钟半，煎七分服。

又治胃脘痛。仲淳疗璃母方。

橘红二钱　白豆蔻仁五分　香附童便炒，忌铁，研细，三钱　延胡索醋煮，切片，粒粒金黄色者良，二钱五分　白芍药酒炒，四钱　甘草四分，炙　白茯苓三钱　白木香五分，磨汁入煎药内　紫苏子研，二钱　紫苏梗二钱

河水二钟，煎一钟，不拘时服。豆蔻仁口嚼之下药。

又方　口渴，肩骨疼酸痛，不能饮食者，神效。

真紫苏子隔纸焙，研细　橘红　白茯苓各三钱　竹茹二钱　白芍药酒炒，四钱　木瓜忌铁，三钱　石斛酒蒸，三钱　酸枣仁炒爆研，四钱　麦门冬五钱　甘草五分　白豆蔻仁四分，先嚼下

饥时服。

治胃中有痰欲吐。陈潜斋传。

广橘红　栝蒌仁各四两

姜汁竹沥和丸梧子大。食后服。

治脾经痰饮，五更咳嗽，喉中如有物，咽之不下，服之甚验。仲淳立。

白茯苓四两　苏子另研如泥，入药同捣，三两　白豆蔻仁七钱　贝母去心，三两　栝蒌根三两　薄荷叶一两五钱　连翘三两　硼砂另研如飞面，七钱　广橘红四两　麦门冬去心，三两　猫儿残叶六两　山楂肉三两　麦芽炒取净面，一两五钱　神曲炒，一两五钱，出峡江县　霞天膏曲四两　枇杷叶四两

为极细末，怀山药粉糊和丸如麻子大。白汤吞三四钱。

治痰嗽吐不已，胸膈有冷物上塞，饮热汤稍下。

橘红　白茯苓　苏子研细　栝蒌仁蛤粉拌炒，研细，各三钱　半夏姜汁炙，一钱　远志去心，甘草汁浸蒸，一钱五分　白豆蔻仁五分　吴茱萸汤泡去梗，一钱

河水二钟半，煎八分。饥时服，加姜汁五匙，竹沥一杯。

化痰生津噙化丸。治胶痰，不治阴虚痰火。

五倍子拣粗大者，安大钵头内，用煮糯米粥汤浸，盖好，安静处，七日后常看，待发芽黄金色，又出黑毛，然后将箸试之，若透内无硬即收，入粗瓦钵中，擂如酱，连钵日中晒，至上皮干了，又擂匀，又晒，晒至可丸，方丸弹子大，晒干收用。其味甘酸，能生津化痰。

治痰。

用枢木叶捣，煎汤，不时呷，渐渐痰少；兼治膈气呕吐。

赵太学文度，顽痰积血，仲淳以霞天膏加化痰消瘀之剂，治之而愈。

## 痰　厥

金坛庠友张逢甫内人，方食时触暴怒，忽仆地，气遂绝。延一医视之，用皂角灰吹鼻中不嚏，用汤药灌之不受，延至午夜，谓必不治，医告去。逢甫急叩庄一生，一生过视之，六脉尚全而右气口沉伏，细寻之滑甚。曰：此肝木之气逆冲入胃，胃中素有痰，致痰夹食闭胃口，气不得行而暴绝也。但历时久，汤药不入矣。急宜吐之可活，所谓木郁则达之也。亟令覆其身，垂手向床下，以鹅翎蘸桐油，启齿探入喉中，展捎引吐，出痰与食，才一口，气便稍通，再探吐至两三口，便觉油臭，以手推翎，但不能言。一生曰：无妨矣。知其体怯，不宜多吐，急煎枳、橘推荡之药灌之，尽剂而苏。后以平肝和胃药，调理数剂复故。此因暴怒，怒则气上逆，痰因气壅，故现斯证耳！所谓尸厥也，治厥往往有误。予故表其证，以示后来云。

## 饮

饮与痰不同，痰胶粘而饮惟水，治法亦异。饮虽有五，总之，或缘饮酒过多，酒后发渴多饮茶汤；或好饮冷酒；或因天暑烦渴，多饮凉水及冰。因酒而得者则多湿热，因饮冷而得者则多寒湿，或因郁而得者则属木气侵脾。药亦小有不同，要以降气、燥湿、散郁、健脾、行水为宗，乃治法之要领也。

方：

半夏姜汁、明矾浸透，四两　广陈皮去白，四两　白茯苓四两　猪苓二两　泽泻米泔浸炒，二两　旋覆花蒸，三两　厚朴姜汁炒，一两五钱　白术土炒，二两　枳实麸炒，一两　人参一两

酒湿者，加川黄连一两、木香五钱。寒湿者，加苍术二两、木香五钱、白豆蔻五钱。因郁者，加紫苏四两，去苍术。

上为细末，稀米糊入姜汁和丸，如绿豆大。每五钱，淡姜汤下，连进三服，空心、饥时皆可服。如卒急不及治丸，取二十倍中一倍作汤，入豆蔻仁末、木香汁、姜汁和饮，亦立效。

丹阳葛文学宇十内人，因作家劳郁患饮证，每发呕吐不已，肠如欲出，所吐俱清水，动以盆桶计，日夜不止，不思饮食。就医金坛，诸医以健脾行气，理郁清痰药投之愈剧，困顿待毙。宇十计无复之矣。适余偶从茗上来，庄敛之与宇十姻戚也。向余语，故余即与敛之偕往。视脉审证，知为饮无疑，乃用前方加人参三钱。一剂吐止，再剂霍然，随啖粥糜，脾气渐复。至今每病作，检予方服之即平。

云间康孟修患寒热不食久之，势甚危，以治寒热剂投不应。遍检方书，与王宇泰议，投五饮丸，立瘥。盖饮证原有作寒热之条，故治饮，病自去矣。

治痹方朱比部大复传。

真茅山苍术十斤，洗净，先以米泔浸三宿，用蜜酒浸一宿，去皮，用黑豆一层，拌苍术一层，蒸二次，再用蜜酒蒸一次，用河水砂锅内熬浓汁，去渣，隔汤煮，滴水成珠为度。每膏一斤，和炼蜜一斤，白汤调服。

一老人专用此方，八十余身轻矫捷，甚于少年。

蕲州何刺史年七十余，守桐川，饮啖过少年。叩其故，曰：平生服苍术丸，每日数钱。

真茅山苍术四斤，如法洗浸，去皮切片，以桑椹、怀生地、何首乌各一斤，熬浓汁至无味而止，去渣滤清，下苍术浸之，晒干复浸，汁尽为度，细末，又以人乳拌匀，晒干数次，约重数两，炼蜜为丸，白汤或酒吞。

治蛊胀由于脾虚有湿。

黄司寇葵峰中年病蛊，得异方，乃真茅山苍术末也。每清晨米饮调三钱，服不数月，强健如故。终身止服术，七十余终。少停，疾作矣。

又方　通血香一钱，取小葫芦一个，不去子膜，入香在内，再入煮酒，仍以所开之盖，合缝封之，以酒入锅，悬葫芦酒中，挨定，不可倾侧，盖锅密煮，以三炷线香为率。煮时其香透达墙屋外。煮完，取葫芦内子膜并药烘干，共为细末。每服一钱，空心酒送下，间五日服一钱。服尽葫芦内药，约有五六钱之数，病已释然矣。通血香，陕西羊绒客人带来，苏杭有。

又方　徐文江夫人病蛊胀，张涟水治之，百药不效。张曰：计穷矣。记昔年西山有一妪患此，意其必死。后过复见之，云遇一方上人得生。徐如言访妪，果在也。问其方，以陈葫芦一枚，去顶入酒，以竹箸松其子，仍用顶封固，重汤煮数沸，去子饮酒尽，一吐几死，吐后腹渐宽，调理渐愈。盖元气有余而有痰饮者也。若肾虚脾弱者，宜用金匮肾气丸，十全大补汤去当归，加车前子、肉桂。

沈孝通观察，中年无子，患中满蛊胀，势孔棘，静养郭外小园中，翛然独坐、独宿、食淡者五年。归脾汤、六味地黄丸，朝暮间服不辍，连举二子。

顾奉常务远，目黄，脾气弱。仲淳疏方用：

山茵陈三钱　人参三钱　薏仁三钱　莲肉焙，三钱　木通八分　黄连酒炒，一钱　山栀仁炒，八分　白术土炒，一钱　石斛酒蒸，三钱

皆治疸之剂。以事冗未服，既而身目皆黄，小便亦赤，乃服仲淳先见。饮前药稍愈，一按摩者投以草汁药酒，脾败，遂不起。临没下瘀血数升，亦蓄血证也，以其年迈不绝欲故尔！前方尚有茯苓二钱。

施灵修乃兄，七年前曾患疸症，服草药愈。后复发作，多气多劳，故草药不效。服田螺，发胀，一日夜大作寒热，因发渴，小便如油，眼目黄且赤，手足黄紫。仲淳以瘀血发黄，服后药，大小便通，黄及渴俱减。

橘红一钱五分　红曲炒研，二钱　山楂肉五钱　郁金汁十五匙　薏苡六钱　木瓜忌铁，三钱　牛膝去芦，酒蒸，五钱五分　麦门冬去心，五钱　车前子二钱五分　赤茯苓三钱　川通草五分　白芍药酒炒，四钱　竹茹二钱

河水二钟，煎八分，饥时服。三日后加人参三钱。

孙俟居比部，病腹中若有癥瘕，不食不眠，烦懑身热。仲淳投以人参、芍药、茯苓、麦门冬、木通、枣仁、石斛。方甫具，史鹤亭太史至，见方中有大剂人参，骇曰：向因投参至剧，此得无谬乎？仲淳曰：病热先后不同。当时邪未退，滞未消，故不宜。今病久饱胀烦闷者，气不归元也。不食者，脾元虚也。不眠而烦者，内热津液少也。今宜亟用此药矣。四剂而瘳。后复病，仲淳诊之曰：此阴虚也，非前证矣。更以麦门冬、白芍药、甘枸杞、五味子、生地黄、车前子，而热遂退。

神效沉香丸，又名聚宝丸。

真沉香二钱　真麝香八分　血竭一钱五分　乳香一钱五分　缩砂仁二钱　木香二钱　延胡索一钱　没药五分

细末，糯米糊丸如弹子大，用辰砂一钱五分为衣。治男子翻胃呕吐，饮食不通。此是胃脘寒痰结阻，诸医无效，屡试神验，烧酒磨服。男妇腹痛，诸气作痛，产后血气攻心，用陈酒磨服。如热气痛，葱汤嚼下。小儿天吊作痛，啼叫不已，葱汤磨服。

太学顾仲恭，遭乃正之变，复患病在床。延一医者诊视，惊讶而出，语其所亲云：仲恭病已不起，只在旦晚就木，可速备后事。仲恭闻知，忧疑殊甚。举家惶惶，计无所出，来请予诊脉。按其左手三部平和，右手尺寸无恙，独关部杳然不见，谛视其形色虽尪羸，而神气安静。予询之，曾大怒乎？病者首肯云：生平不善怒，独日来有拂意事，恼怒异常。予曰：信哉！此怒则气并于肝，而脾土受邪之证也。《经》云：大怒则形气俱绝，而况一部之脉乎！甚不足怪，第脾家有积滞，目中微带黄色，恐成黄疸。两三日后，果遍体发黄，服茵陈利水平肝顺气药，数剂而瘳。

李文孺四年前曾患黄疸，嗣后每诊其脉甚沉涩，肝脾尤甚，望其面色如黄土。予尝私语相知云：文孺色脉不佳，恐非久于人世者，且又好劳损神，多怒伤气。后疸果复发不起。[①] 已上二条附。

## 泄　　泻

天地之间动静云为者，无非气也。人身之内转运升降者，亦气也。天地之气不和，则山川为之崩竭。人身之气不调，则肠胃失其转输。外则风寒暑湿之交侵，内则饮食劳倦之不节，肠胃因之而变，此泄泻之由也。致疾之端匪一，治疗之法自殊。《经》云：春伤于风，夏生飧泄。春者木令，风为木气，其伤人也，必土脏受之。又风为阳邪，其性急速，故其泄必完谷不化，洞注而有声，风之化也，古之所谓洞风是也。宜先以风药发散升举之；次用参、芪、白术、茯苓、大枣、甘草、肉桂等药，以制肝实脾。芍药、甘草乃始终必用之剂。伤暑作泻，必暴注、大孔作痛，火性急速，失于传送也；口多渴，小便多赤或不利，身多发热；泻后则无气以动，热伤气也。清暑，用十味香薷饮、清暑益气汤。内虚之人，中气不足，用六和汤；不止，用黄连理中汤，或加减桂苓甘露饮。肾泄者，《难经》所谓大瘕泄也。好色而加之饮食不节者，多能致此。其泄多于五更或天

① 太学顾仲恭……后疸果复发不起：原无，据崇祯本、道光本补入。

明，上午溏而弗甚，累年弗瘳，服补脾胃药多不应，此其候也。夫脾胃受纳水谷，必藉肾间真阳之气薰蒸鼓动，然后能腐熟而消化之。肾脏一虚，阳火不应。此火乃先天之真气，丹溪所谓人非此火不能有生者也。治宜益火之原，当以四神丸加人参、沉香，甚者加熟附、茴香、川椒。

又有醉饱行房，肾气虚乏，湿热乘之，下流客肾，久泄不止。治宜升阳除湿，次用八味丸加山药、茯苓，地黄减半。

肾司二便，久泄不止，下多亡阴，当求责肾，破故子、肉豆蔻、茴香、五味子之属不可废也。白术、陈皮，虽云健胃除湿，救标则可，多服反能泻脾，以其燥能损津液故耳！

长夏湿热令行，又岁湿太过，民多病泄。当专以风药，如羌活、防风、升麻、柴胡、白芷之属。必二三剂，缘除风能胜湿故也。

泄而少食，胃弱故也。人参为君，扁豆、橘皮佐之。

泄而食不消，缩砂、人参、肉豆蔻。

泄而腹痛，白芍药、炙甘草、防风、木香。

泄而气弱，干葛、人参、白术、白茯苓。

泄而小水不利，车前子末、木通。中焦有湿热者，当用猪苓、泽泻。

肉积作泻，用肉豆蔻、山楂、蒜。

面积作泻，萝卜子。

感寒而泄，理中汤加紫苏。

湿痰作泻，半夏、白术、茯苓为君，神曲为佐。

九制黄连，最能止泻，须与人参等分乃可。盖久泻不止，多缘气虚，纯用苦寒，胃气愈闭；又下多亡阴，必用人参，亦阳生阴长之意也。

脾肾双补丸治肾泄。

人参去芦，一斤　莲肉去心，每粒分作八小块，炒黄，一斤　菟丝子如法另末，一斤半　五味子蜜蒸烘干，一斤半　山茱萸肉拣鲜红肉厚者，去核，烘干，一斤　真怀山药炒黄，一斤　车前子米泔淘净，炒，十二两　肉豆蔻十两　橘红六两　砂仁六两，炒，最后入　巴戟天十二两，甘草汁煮，去骨　补骨脂圆而黑色者佳，盐水拌炒，研末，一斤

为细末，炼蜜和丸如绿豆大。每五钱，空心饥时各一服。如虚而有火者，火盛肺热者，去人参、肉豆蔻、巴戟天、补骨脂。忌羊肉、羊血。

梁溪一女人茹素，患内热，每食肠鸣，清晨大瘕泄。脾肾双补丸内去肉豆蔻，以白芍药代之，外加白扁豆十二两，立愈。

无锡秦公安患中气虚不能食，食亦难化，时作泄，胸膈不宽。一医误投枳壳、青皮等破气药，下利完谷不化。面色黯白。仲淳用人参四钱，白术二钱，橘红钱许，干姜泡，七分，甘草炙，一钱，大枣、肉豆蔻，四五剂渐愈。后加参至两许痊愈。三年，病寒热不思食，他医以前病因参得愈，仍投以参，病转剧。仲淳至曰：此阴虚也，不宜参，乃用麦门冬、五味子、牛膝、枸杞、芍药、茯苓、石斛、酸枣仁、鳖甲等十余剂愈。

从妹患泄后虚弱，腹胀不食，季父延诸医疗之。予

偶问疾，见其用二陈汤及枳壳、山楂等味。予曰：请一看病者。见其向内卧眠，两手置一处，不复动。曰：元气虚甚矣，法宜用理中汤。恐食积未尽，进以人参三钱，橘红二钱，加姜汁、竹沥数匙。夜半思粥，神思顿活。季父大喜，尽谢诸医。再以六君子汤加山楂肉、砂仁、麦门冬调理之，数剂立起。

治腹痛作泄。予患腹痛泄，日十余度，仲淳以一剂止之。

人参一钱五分　苍术米泔浸炒，三钱　黄连姜汁炒三次，一钱　北五味蜜蒸，一钱　橘红一钱五分　肉豆蔻　吴茱萸汤泡　白茯苓各一钱，霍香五分

庄敛之平日素壮，食善啖。丁巳四月，忽患泄泻，凡一应药粥蔬菜，入喉觉如针刺，下咽即辣，因而满腹绞辣，随觉腹中有气先从左升，次即右升，氤氲遍腹，即欲如厕，弹响大泄，粪门恍如火灼，一阵甫毕，一阵继之，更番转厕，逾时方得，离厕谛视，所泄俱清水，盈器白脂上浮，药粥及蔬菜俱不化而出，甚至梦中大遗，了不收摄。诸医或云停滞，或云受暑，或云中寒，百药杂投，竟如沃石。约月余，大肉尽脱，束手待毙。敛之有孀母，朝夕相视，哀号呼天，恨不以身代也。余于仲夏末，偶过金坛，诊其脉洪大而数，知其为火热所生病，为疏一方，用川黄连三钱，白芍药五钱，橘红二钱，车前子三钱，白扁豆三钱，白茯苓三钱，石斛三钱，炙甘草一钱。嘱其煎成将井水澄冷，加童便一杯始服。临别再三叮咛云：此方勿出以示人，恐时师见之，大笑不已也。若为躯命计，须坚信服之耳！敛之却众医，下键煎服。药方入喉，恍如饮薄荷汁，隐隐沁入心

脾，腹中似别成一清凉世界。甫一剂，夜卧达旦，洞泻顿止；连服三剂，大便已实。前泄时药粥等物，凡温者下咽，腹中遂觉气升，即欲大解，一切俱以冷进方快，家人日以为常；至是啖之，觉恶心畏冷，旋易以温，始相安。余曰：此火退之征也。前方加人参二钱半，莲肉四十粒，红曲一钱五分，黄芪三钱，升麻五分，黄连减半。五六剂后，余将返长兴，敛之持方求余加减。余曰：此已试效，方宜固守多服，但去升麻可耳！越月余，余再过金坛，敛之频蹙向余曰：自先生去后，守方煎服，几三十余剂矣。今泻久止而脾气困顿，不知饥饱，且稍饮茶汤，觉肠满急胀，如欲寸裂，奈何？余曰：大泻之后，是下多亡阴也，法宜用补。倘此时轻听盲师，妄用香燥诸药，取快暂时，元气受伤，必致变成蛊胀，即不救矣。复为疏一丸方：人参五两，白芍药六两，炙甘草一两，五味子六两，绵黄芪五两，山茱萸肉五两，怀山药五两，熟地黄八两，牛膝六两，紫河车二具，蜜丸。空心、饥时各一服，而日令进前汤液方。敛之相信甚力，坚守二方，服几三年，脾胃始知饥而嗜食，四体亦渐丰矣。敛之恒对余言，每遇脾胃不和时，或作泻，觉腹中有火，则用黄连，否则去之，一照余方修治煎服，泄遂止而脾顿醒。迄今以余所疏方，俨如重宝，十袭珍藏，谓余不啻起死而生之也。其病初平后，余劝其绝欲年余。敛之因出妾，得尽发家人私谋，乃知向之暴泄，由中巴豆毒。《本草》中巴豆毒者，用黄连、冷水解之。余用大剂黄连澄冷方服，正为对治。向使如俗医所疑停滞、受寒、中暑法治之，何啻千里？即信为是火，而时师所投黄连，不过七八分至钱许止矣。况一月之泻，未有不疑为虚寒者，用黄连至四钱，此俗医所必不解也。向余嘱其勿出以示人，为是故欤！始知察脉施治，贵在合法，神而明之，存乎其人耳！



余治敛之泻止后，恐其元气下陷，急宜升举，用升麻以提之。初不知其为中毒也，乃因用升麻太早，致浊气混干上焦，胸中时觉似辣非辣，似嘈非嘈，迷闷之状，不可名状。有时滴酒入腹，或啖一切果物稍辛温者，更冤苦不胜。庄一生知其故，曰：此病在上焦，汤液入口即下注，恐未易奏功，宜以噙化丸治之。用贝母五钱，苦参一两，真龙脑薄荷叶二钱，沉香四钱，人参五钱。为极细末，蜜丸如弹子大。午食后、临卧时各噙化一丸。甫四丸，胸中恍如有物推下，三年所苦，一朝若失。

治泄泻在阳明胃、太阴脾经者。

白茯苓三钱　白术炒，二钱　炙甘草一钱　车前子炒，三钱　陈皮二钱　升麻五分　干葛一钱　姜片三大片　砂仁炒，一钱　川黄连一钱五分，姜汁炒，如无湿热者去之

河水二钟，加枣肉二枚，饥时服。

治大便不通。张选卿屡验。

朱砂研如飞面，五钱　真芦荟研细，七钱

滴好酒少许和丸。每服一钱二分，好酒吞。朝服暮通，暮服朝通。须天晴时修合为妙。

唐震山年七十余，大便燥结，胸中作闷。仲淳曰：此血液枯槁之候。用大肉苁蓉三两，白酒浸洗，去鳞甲，切片。白汤三碗，煎一碗，顿饮。饮竟，大便通，胸中快然。

偶一医问疾，曰：此劫药也。当调补脾胃为主。易以白术、厚朴、茯苓、陈皮，病如故。唐翁曰：误矣。仍饮前药，立解。高存之闻而叩其故，仲淳曰：肉苁蓉峻补精血，骤用之反动大便，药性载甚明也。

## 虚　　弱

天王补心丹陈练塘先生得自蛮洞中。

宁心保神，益气固精，壮力强志，令人不忘，清三焦，化痰涎，去烦热，除惊悸，疗咽干，养育心神。

人参　怀山药坚白者　麦门冬去心　当归身酒洗，各一两　怀生地　天门冬去心，各一两三钱三分　丹参去黄皮，八钱　百部去芦土　白茯神去粗皮，坚白者良　石菖蒲去毛　柏子仁去油者佳，另研　甘草长流水润炙　北五味去枯者　杜仲以上七味各六钱六分　远志三钱三分　白茯苓一两五钱四分

净末，炼蜜丸如弹，重一钱，朱砂一两研极细为衣。食远临卧时噙化，后饮灯心汤一小杯。

加味六味地黄丸滋阴固精明目，不寒不热和平之剂，久服延年。

怀生地如法制，八两　怀山药四两　白茯苓坚白者，四两，人乳拌，晒干又拌，多多更妙　山茱萸去核，四两　牡丹皮三两　麦门冬去心，六两　泽泻原方，三两，目病减半　甘菊花苦者不用，六两　真甘枸杞去蒂，六两　北五味去枯者，六两

细末，蜜丸如梧子大。空心淡盐汤服四钱。

又方，加白蒺藜炒，去刺，五两。

治目疾久不愈。

天王补心丸临卧服，加味六味地黄丸空心服。虚甚

者地黄丸加紫河车一具，酒洗极净，磁罐内酒煮极烂，捣如泥，或焙干为末。二方朝夕并进，久久自效。世医治目多补肾，不知补心。心，君火也。

治虚眼方

枸杞子　生地　麦门冬各三钱　龙胆草一钱，下焦无湿热者，勿用

水二钟，煎七分半，饥温服。如脾气不佳，加白豆蔻末五六分。

治肝肾二经目疾。从父病后眼花，服此立愈。

真甘枸杞一斤，去蒂　真怀生地黄一斤，极肥大者，酒洗净

河水砂锅内熬膏，以无味为度，去渣，重汤煮，滴水成珠，便成膏也。每膏一斤，入炼蜜六两，空心白汤化下。

又丸方。仲淳立。

真甘枸杞一斤　甘菊花去蒂，一斤　白蒺藜炒去刺，一斤

细末，炼蜜丸梧子大。每四五钱，空心白汤吞。入地黄斤许更妙。

黄学谕潜白患风泪眼，每出则流泪盈颊。仲淳疏一方寄之。谷精草为君，蒺藜和枸杞之属佐之，羊肝为丸。不终剂愈。

治不眠。以清心火为第一义。

麦门冬五钱　茯神　丹参　沙参各三钱　竹茹二钱　炙甘草一钱　竹叶六十片　石斛酒蒸，三钱　远志一钱　生地四钱　枣仁炒，五钱　五味子八分　有痰者，加竹沥。

乌须明目丸脾胃不佳者，去槐角子。仲淳立。

女贞实酒拌九蒸九晒，净末，一斤　甘菊花十二两　何首

乌赤白各半，净二斤，如法蒸晒　桑叶一斤　牛膝酒蒸，一斤　怀生地酒洗净，二斤　甘枸杞去枯者，一斤半　乳拌茯苓酥一斤　麦门冬去心，一斤半　槐角子十两　苍术蜜酒拌蒸晒，十二两　人参一斤，人乳拌烘干　山茱萸肉酒蒸，十二两

乌饭子之黑者取汁熬膏，每斤加炼蜜半斤，丸如梧子大。每日三服，服五钱，白汤吞。忌白莱菔、牛肉、牛乳、蒜、桃、李、雀、蛤。

补心肾，久服轻身延年。仲淳定。有热人宜之。

头桑叶九蒸九晒，一斤　黑芝麻九蒸九晒，一斤　甘菊花去蒂，八两　何首乌一斤　甘枸杞一斤　白蒺藜炒去刺，另末，一斤　女贞实酒拌九蒸九晒，一斤

细末，炼蜜丸梧子大。白汤或酒服。

补虚丸方。许廓如丈传，服之有奇验。

棉花子仁一斤　补骨脂四两　白茯苓二两　没药二两

炼蜜丸如梧子。空心淡盐汤服。

凉血去湿补阴益气丸。予服之甚验。仲淳立。

真茅山苍术二斤　怀生地酒洗，一斤　甘菊花一斤　车前子米泔浸，八两　人参八两　牛膝八两　白茯苓八两，人乳拌，积粉至一斤

天门冬熬膏和丸。

治虚弱阴精不足。

白茯苓粉一斤，拌人乳，晒至一斤半　另将童便重汤炖温，取壮盛女子月经布一二个洗入便内，拌入茯苓粉，晒干，将茯苓粉再磨，加鹿角胶四两，酒化，同炼蜜丸如梧子大。空心服，白汤吞三钱。服久，痰从大便出。

又方　前方加熟地黄半斤　苍术八两　鹿角胶四两

黄柏四两　菟丝子半斤　砂仁三两

养阴凉血补心滋肾丸予长儿久服此神验。

麦门冬六两　鳖甲六两　五味子六两　怀生地黄八两　山茱萸四两　牡丹皮三两　白茯苓三两，拌人乳晒至六两　天门冬四两　杜仲去皮切片，酥炙，四两　黄柏四两　砂仁二两　甘草一两　怀山药四两　柏子仁拣净，八两，酒蒸，另研细如泥　车前子三两　菟丝子净末，八两　枸杞子去枯者，八两　远志肉三两　牛膝四两

炼蜜为丸，空心白汤服五钱。仲淳定。

集灵方出内府。补心肾，益气血，延年益寿。

人参　枸杞　牛膝酒蒸　天门冬去心　麦门冬去心　怀生地黄　怀熟地黄七味各一斤

河水砂锅熬膏如法，加炼蜜，白汤或酒调服。

通真延龄丹

五味子三斤　山茱萸二斤　菟丝子二斤　砂仁一斤　车前子一斤　巴戟天一斤　甘菊花二斤　枸杞子三斤　生地黄三斤　熟地黄三斤　狗肾四斤　怀山药二斤　天门冬一斤　麦门冬三斤　柏子仁二斤　鹿角霜二斤　鹿角胶四斤　人参二斤　黄柏一斤半　杜仲一斤半　肉苁蓉三斤　覆盆子一斤　没食子一斤　紫河车十具　何首乌四斤　牛膝三斤　补骨脂一斤　胡桃肉二斤　鹿茸一斤　沙苑蒺藜四斤，二斤炒磨入药，二斤磨粉打糊

为末，同柏子仁、胡桃肉泥、蒺藜糊、酒化鹿角胶、炼蜜和丸，如梧子大。每服五钱，空心、饥时各一服，龙眼汤吞。有火者不可服。

梦遗封髓丹

黄柏去皮蜜炙，半斤　砂仁四两，最后炒，入药末中　甘草二两

山药糊为丸。加远志肉甘草汁煮去骨，二两，猪苓一两，白茯苓一两五钱，莲须二两，山茱萸三两，北五味去枯者，一两五钱，名大封髓丹，出《医垒元戎》。仲淳屡用之验。

种子方鸿一兄传自高中白。

沙苑蒺藜八两，粗者四两为末，粗者四两为膏　川续断酒蒸，二两　菟丝子三两，煮三日　山茱萸肉生用　芡实粉生用　莲须各四两，生用　覆盆子生用　甘枸杞子各二两

前末，以蒺藜膏同炼蜜和丸如梧子大。每服四五钱，空腹盐汤下。有火者宜服此，兼治梦遗。

又方。此方仲淳传自江右邓医官。真合州补骨脂沉实者一斤，以食盐四两，入滚汤，乘热浸一宿，晒干。次用杜仲去皮，酒炒去丝，四两，煎汤浸一宿。次用厚黄柏去皮蜜制四两，煎浓汤浸一宿，晒干，别用鱼胶四两，剪碎，以蛤粉炒成珠，同补骨脂炒香，磨细末，将胡桃肉捣如泥，盛以锡盆蒸之，取油和末。量加蜜，捣和，丸如梧子大。空心用三钱，白汤或淡盐汤吞，晚间或饥时更一服。老年人及阳虚无火者宜此，有火者忌之。

种子奇方

柏子仁去油者，好酒浸一宿，砂锅上蒸，捣烂如泥　鲜鹿茸火燎去毛净，酥炙透，如带血者，须慢火防其皮破血走也，切片为末

等分，和柏子仁泥捣极匀，加炼蜜丸如梧子大。每服空心三钱，淡盐汤吞。

补肾健脾益气方。朱鹤山老年久患腰痛，日服一剂，强健再生子，八十未艾。

白茯苓三钱　枸杞子一两　怀生地二钱　麦门冬五钱　人参二钱　陈皮三钱　白术三钱

河水二钟，煎八分。

高存之长郎患腹痛。仲淳问曰：按之痛更甚否？曰：按之则痛缓。仲淳曰：此虚症也。即以人参等药饮之，数剂不愈，但药入口则痛止。其痛每以卯时发，得药渐安，至午痛复发。又进再煎而安，近晚再发。又进三剂而安，睡则不复痛矣。如是者月余，存之疑之。更他医药则痛愈甚，药入痛不止矣。以是服仲淳方不疑，一年后渐愈。服药六百剂全疗。

人参三钱　白芍药三钱　炙甘草一钱　橘红一钱五分　后加木瓜一钱　麦门冬三钱　当归身二钱

又重定方　人参四钱　白芍药三钱　麦门冬三钱　甘草一钱五分　当归三钱　枸杞子三钱　山茱萸肉二钱　木瓜二钱　黄柏一钱五分　鳖甲二钱

又以鹿角胶间服。又以饮食少，时恶心，去当归、黄柏，加牛膝三钱，秦艽一钱五分，石斛二钱，酸枣仁三钱，延胡索一钱。

丸方　鳖甲　北五味　白芍药各四两　当归身五钱　麦门冬　牛膝　黄柏蜜炙　枸杞各四两　炙甘草二两　川续断酒洗，三两　杜仲酥炙，三两　怀熟地五两　山茱萸肉四两　白茯苓三两　车前子二两五钱　怀山药炒，三两　人参人乳浸，四两　天门冬酒洗，去心　鹿角胶各四两

炼蜜丸。每服四钱。

高存之长郎，两年腹痛愈后，又患臂痛。每发一处，辄于手臂指屈伸之间肿痛不可忍，三四日方愈，痛

时在手，即不能动。仲淳曰：此即前病之余，虚火移走为害也。立丸方，凡四五更定服，至此方全愈。

治臂痛方

怀生地黄一斤　牡丹皮阔而厚者良，酒蒸，六两　山茱萸肉八两　白茯苓为末，水澄去筋膜，蒸晒再磨，以人乳拌晒数次，六两　山药八两，切片炒　泽泻米泔浸，切片炒，六两　天门冬去心，酒蒸，烘燥，六两　麦门冬去心，烘燥，八两　五味子如法烘干，八两　牛膝酒蒸，八两　黄柏切片，蜜拌炒褐色，八两　枸杞子去枯者及蒂，八两　砂仁二两，炒　甘菊花八两　何首乌一斤　虎前胫骨二对，酒蒸三日，酥炙透　白蒺藜炒，去刺，十两　菟丝子三两

为细末，炼蜜丸如梧子大。每服五钱，空心白汤下。

高存之婿浦生，气上逆，每饭下一二口辄嗳气数十口，再饭再嗳，食顷，三四作。仲淳曰：此气不归元，中焦不运也。每剂须人参二钱。不信，服他医快气药愈甚。逾二三月，仲淳云：今须参四钱矣。不信。又逾二三月，仲淳云：今须参六钱矣。不信。又逾月，饮食不下，每呕，冷气如团而出，上下气不属，分必死。存之坐其家，迫令服仲淳药。服首剂不动，服再煎不动，然亦不如他汤药辄呕也。服三煎，忽心口下如爆一声，上则嗳气，下则小遗无算，上下洞然，即索粥，顿食三四碗，不上逆也。服五六剂，减参二钱，嗳逆复作，复用六钱而安。一月后，方减参二钱，服半年全愈。

人参六钱　麦门冬三钱　五味子二钱　橘红一钱　砂仁一钱　白芍药二钱　角沉香五分　益智仁一钱五分　山茱萸

肉三钱　真苏子二钱　枇杷叶三大片

水煎，临服加沉香汁十五匙，逆水芦根汁一大盏。又十倍为末，山药糊丸，空心白汤吞。

陆祚先乃正，咳嗽，饱胀，痰喘，水火不通，眠食俱废。

人参君　白芍药君　苏子炒研极细，佐　枇杷叶三大片　白茯苓佐

二服得眠，大小便通，啖粥。

顾仲恭心肾不交，先因失意久郁，及平日劳心，致心血耗散。去岁十月晨起，尚未离床，忽左足五趾麻冷，倏已至膝，便不省人事，良久而苏，乍醒乍迷，一日夜十余次。医者咸云痰厥。仲淳云：纯是虚火。服丸药一剂，今春觉体稍健，至四月后，丸药不继，而房事稍过，至六月初十，偶出门，前症复发，扶归，良久方醒。是日止发一次，过六日，天雨，稍感寒气，前症又发二次。见今两足无力，畏寒之甚，自腹以上不畏寒。仲淳云：人之五脏，各有致病之由，谨而察之，自不爽也。夫志意不遂则心病，房劳不节则肾病，心肾交病则阴阳将离，离则大病必作，以二脏不交故也。法当清热补心、降气豁痰以治其上，益精强肾、滋阴增志以治其下，则病本必拔，以心藏神，肾藏精与志故也。平居应独处旷野，与道流韵士讨论离欲之道，根极性命之源，使心境清宁，暂离爱染，则情念不起，真精自固，阴阳互摄而形神调适矣。

暂服汤液方。

贝母三钱　白茯苓三钱　远志肉一钱五分　酸枣仁五钱

苏子二钱　石斛三钱　麦门冬五钱　甘草炙，五分　木瓜三钱　牛膝八钱　石草蒲一钱，人乳和童便浸，忌铁

水二钟，煎八分，调入牛黄末一分，天竺黄末二分，竹沥一大杯，临卧、饥时各一服。三剂后，加人参五钱，枇杷叶三片，调入牛黄一分，天竺黄三分，霞天膏五钱。

丸方

远志肉　天门冬　麦门冬　白茯神　白茯苓人乳拌晒，各六两　枣仁八两　杜仲四两　怀生地八两　白芍药六两　甘草蜜，三两五钱　川黄柏六两　牛膝十两　五味子六两

蜜丸如梧子大。每空心服五钱，临卧六钱，石斛汤加竹沥送下。忌猪牛羊肉、羊血、面、蒜、胡椒、鲤鱼、牛乳、白莱菔。

一人年三十三岁，因努力即发心腹饱满疼痛，直至脐下皆板，两胁空松不可言，腹寒即欲就火，火至稍睡痛止，大便不通，小便短缩似宿茶，日夜不卧，至五周时，饮食渐加，时常举发，大约性嗜酒、善怒、劳碌所致。

当归身五钱　牛膝四钱　麦门冬五钱　白芍药五钱，酒炒　炙甘草七分　五味子一钱　广橘红二钱　茅根打碎，一钱五分　怀生地三钱

宜多食韭菜、童便、胡桃肉。

娄东王官寿患遗精，闻妇人声即泄，瘠甚欲死。医告术穷。仲淳之门人，以远志为君，莲须、石莲子为臣，龙齿、茯神、沙苑蒺藜、牡蛎为佐使，丸服，稍止，然终不断。仲淳以前方加鳔胶一味，不终剂即愈。

治腰痛。

钱晋吾文学，腰痛甚，诊之气郁，兼有伤瘀血停滞。仲淳投以：

牛膝五钱　当归身二钱五分　炙甘草一钱　紫苏梗一钱　五加皮三钱　广橘红二钱　香附二钱，童便炒，研细末　川续断二钱

水二钟，煎八分，饥时加童便一大杯服。二剂愈。

又方　先外祖李思塘公，少年患腰痛，至不能坐立。诸医以补肾药疗之，不效。朱远斋者，湖明医也。用润字号丸药下之，去黑粪数升。盖湿痰乘虚流入肾中作苦。痰去，方以补药滋肾，不逾月起。惜其方传者不真。

治盗汗。予妇幼患此，仲淳以二剂疗之，今二十余年不发。

黄芪蜜炙，三钱　北五味二钱　酸枣仁炒研，五钱　炙甘草一钱　麦门冬去心，三钱　人参三钱　白芍药酒炒，三钱　香附童便浸炒，二钱　龙眼肉十枚

治噎。

苏子研细，二钱　广橘红二钱五分　麦门冬去心，五钱　白芍药酒炒，四钱　枇杷叶去毛刷净蜜炙，三大片　山楂肉三钱　白豆蔻仁四分，先嚼下　人参三钱

逆水芦根汁一大盏，河水一钟半，同芦根汁煎至八分，加姜汁三匙，竹沥一杯，饥时服。

治溺有余沥，精不固。

菟丝子半斤，净　牛膝与何首乌同蒸，半斤，净　柏子仁去油者，酒蒸，另研如泥，十二两　杜仲四两，净　麦门冬去心，六两　枸杞六两　北五味六两　血鹿角一斤　鹿茸去毛，酥炙六两　车前子米泔浸，四两　白茯苓多用人乳拌晒，四两　大何首

乌赤白各半，蒸如法，一斤　没石子三两

细末，炼蜜丸如梧子。每服五钱，空腹白汤吞。

治鼻衄、肠风、腹胀、便燥。

麦门冬去心，十两　怀生地十两　天门冬去心，六两　五味子去枯者，四两　鳖虱胡麻酒拌，九蒸九晒，去壳，另研如泥，十二两　山茱萸肉六两　白芍药八两　当归身五两　砂仁炒，二两　紫苏子六两，另研，后入

炼蜜丸如梧子大。每五钱，空心白汤吞。

治腿酸足胫痛。

牛膝去芦，酒蒸，八两　杜仲六两　怀生地蒸熟，八两　甘枸杞八两　山茱萸肉六两　五味子　黄柏各六两　白茯苓三两　砂仁三两

细末，炼蜜丸如梧子大。每五钱，空心白汤吞。皆仲淳定。

补肾固精方

北五味如法为细末，每服以好酒下方寸匕。久之兼可御女。

治弱症吐血、夜热、不眠、腰痛。陈潜斋传。

紫河车一具，男而首胎佳　自采侧柏叶东南枝，去粗梗，阴干，四斤

将河车入石臼内，木杵轻轻捣，渐下柏叶，以极烂为度，起置磁盆内，砂锅上蒸熟，烈日曝干。如无日色，或夏天，将柏叶摊成薄饼，于磁盆上火烘干，研细末，蜜丸如梧子大。空心淡盐汤下五钱。家叔久患肠风，百药不效，服此顿释。

久漱噙化丸。仲淳定。

真龙脑薄荷叶三两五钱　百部酒浸，去心，三两五钱　麦门冬去心，二两　天门冬去心，二两　桑白皮蜜炙，三两　枇杷叶蜜炙，三两　贝母去心，二两　桔梗米泔浸蒸，去芦，一两　甘草蜜炙，七钱　天花粉二两　玄参一两　北五味蜜炙，一两　款冬花蕊二两　紫菀八钱　真柿霜二两　橘红一两

极细末，炼蜜丸如弹子大。不时噙化，临卧更佳。

于中父患目珠痛如欲堕，胸胁及背如槌碎状，昼夜咳嗽，眠食俱废，自分不起，促仲淳诀别。仲淳曰：何至是耶！今日进童便三大碗，七日下黑血无数，痛除，咳、热如故。再投以二冬、贝母、苏子、橘红、白芍药、鳖甲、青蒿子、桑根白皮、五味子、百部、枇杷叶、竹沥、童便，久之未痊。太夫人及胞弟润父疑其虚，促用参、芪。仲淳不可。润父阴以黄芪二钱入前药尝之，竟夕闷热，目不交捷，始信仲淳不谬。固守前方，兼服噙化丸勿辍，逾月平。盖中父病起于乃翁之变，哀伤过甚，更触恼怒所致，非虚也。肺热而实。肝火上冲，故不宜参、芪尔。

里中一童子，年十五，患寒热，咳嗽，面赤，鼻塞，夜剧，家人以为伤风。仲淳视之曰：阴虚也。盖伤风之证，面色宜黯，今反赤而明。伤风发热，必昼夜无间。今夜剧鼻塞者，因虚则火上升壅肺，故鼻塞，以是知其阴虚也。投以麦门冬、五味、桑皮、贝母、百部、鳖甲、生地黄、沙参。不四剂瘳。

臧仪部静涵，患气喘，自汗，昼夜不眠食。诸医以外感治之，病甚。仲淳诊之曰：此肾虚气不归元，故火上浮，喘汗交作；脾虚故不思食。亟以麦门冬、五味

子、枸杞子，滋阴敛肺；以苏子、橘红，降气消痰；以芍药、酸枣仁、茯苓，补脾敛汗。不数剂瘳。

赵景之太史未第时，因肄业劳心太过，患梦遗证已三四年矣。不数日一发，发过则虚火上炎，头面烘热，手足逆冷，终夜不寐，补心肾及涩精药无不用过。壬申春，偶因感冒来邀诊视，谈及前证之苦。予为之疏一丸方，以黄柏为君，佐以地黄、枸杞、莲须、膘胶、山茱、五味、车前、天麦门冬之类，不终剂而瘳。初时，景之意恐黄柏太寒，不欲用。予谓尊恙之所以久而不愈者，正未用此药耳！《五脏苦欲补泻》云：肾欲坚，急食苦以坚之，黄柏是矣。肾得坚，则心经虽有火而精自固，何梦遗之有哉？向徒用补益收涩而未及此，故难取效。

湖广张仲虎客邸耽于青楼，且多拂意之事，至冬底，发大寒热，咳嗽。吴中医者皆以外感治之，发表和解，无不遍试。适毛子晋拉予视之，见其神色消耗，脉气虚数中时复一结，咳嗽有血，卧不贴席。予谓子晋曰：此阴虚内伤证也。阴精亏竭，故脉见虚数。内有瘀血，故结脉时见。肺肝叶损，所以卧不能下。此不治之证，况误认外感，多服发散，复蹈虚虚之故耶。不数日而殁。

太学许韬美形体卑弱，神气短少，且素耽酒色，时常齿衄。辛未春，偶患右乳傍及肩背作痛异常，手不可近，扪之如火，日夜不眠。医以内伤治之，服桃仁、红花、乳、没、延胡、灵脂等药，廿余剂不效。邀余诊视，六脉虚数，肝肾为甚。予断为阴虚火旺之证，当滋养阴血，扶持脾胃，俾阴血渐生，虚火降下，则痛不求其止而止矣。如必以和伤治痛为急，则徒败胃气，克削真元，非所宜也。疏一方付之，用生地、牡丹皮、芍药、牛膝、枸杞、续断、石斛、甘草、桑枝、麦冬、苏子。嘱其服十剂方有效，以阴无骤补之法耳。服至八剂后，复邀过看。诊其脉气渐和，精神渐旺，向未出房室，至此则能步至中堂，但痛处未尽除，然而生机则跃跃矣。惜其欲速太过，惑于群小，弃置予方，复以前药杂进。一月后，胃气果败，作呕逆；阴血愈耗，发潮热；脾气伤尽，作腹胀。再半月而死矣[①]。已上三条附。

## 吐血三要法

宜行血，不宜止血。

血不行经络者，气逆上壅也。行血则血循经络，不止自止。止之则血凝，血凝则发热，恶食，病日痼矣。

宜补肝，不宜伐肝。

《经》曰：五脏者，藏精气而不泻者也。肝为将军之官，主藏血。吐血者，肝失其职也。养肝则肝气平而血有所归，伐之则肝虚不能藏血，血愈不止矣。

宜降气，不宜降火。

气有余即是火，气降即火降，火降则气不上升，血随气行，无溢出上窍之患矣。降火必用寒凉之剂，反伤胃气，胃气伤则脾不能统血，血愈不能归经矣。今之疗吐血者，大患有二：一则专用寒凉之味，如芩、连、山

① 赵景之太史未第时……再半月而死矣：原无，据崇祯本、道光本补入。

栀、四物汤、黄柏、知母之类，往往伤脾作泄，以致不救。一则专用人参，肺热还伤肺，咳嗽愈甚。亦有用参而愈者，此是气虚喘嗽，气属阳，不由阴虚火炽所致，然亦百不一二也。

仲淳立论，专以白芍药、炙甘草制肝。枇杷叶、麦门冬、薄荷叶、橘红、贝母清肺。薏苡仁、怀山药养脾。韭菜、番降香、真苏子下气。青蒿、鳖甲、银柴胡、牡丹皮、地骨皮补阴清热。酸枣仁炒研、白茯神养心。山茱萸肉、枸杞子补肾。予累试之辄验，然阴无骤补之法，非多服药不效。病家欲速其功，医者张皇无主，百药杂试，以致殒身。覆辙相寻不悟，悲夫！郁金治吐血圣药，患无真者尔。

顾季昭患阴虚内热。仲淳云：法当用甘寒，不当用苦寒。然非百余剂不可，慎勿更吾方。欲加减，使吾徒略加增损可也。果百剂而安。

天门冬　麦门冬　桑白皮　贝母　枇杷叶各二钱　地骨皮三钱　五味子一钱　白芍药二钱　鳖甲三钱　苏子研细，二钱　车前子二钱

王司丞逊之患吐血。仲淳诊之云：多服童便自愈。别去，贻书门人张选卿，曰：逊之旋已勿药矣。但相公年尊，右手脉弱甚，此非细，故可致意逊之预为计。时文肃公尚无恙，不两月，而逊之疾瘳，文肃一病不起。

加味六味地黄丸治吐血，赵冠山子服之立起。

地黄半斤　天门冬　麦门冬　牛膝　鳖甲　黄柏　青蒿　五味子　橘红　枇杷叶　怀山药　山茱萸肉各四两　泽泻　牡丹皮　白茯苓各二两

煎方　苏子炒研，二钱　枇杷叶三大片　生地黄三钱　广陈皮二钱　白芍药三钱　茅根一两　麦门冬五钱　桑白皮二钱　番降香一钱二分，血止去之　贝母二钱　牛膝四钱　鳖甲四钱　甘草一钱　天门冬二钱

治阴虚喉痛。喉间血腥气，声哑，到此便难措手。

麦门冬三钱　天门冬三钱　薄荷八分　贝母三钱　苏子研，一钱　橘红二钱　炙甘草一钱　百部去心，三钱　款冬花蕊二钱　鳖甲如法，四钱　桑白皮如法，三钱　怀生地三钱

河水二钟，煎八分，加童便一杯，饥时服。

丸方　六味地黄丸中加鳖甲、天门冬、麦门冬、百部、五味子、真阿胶，各如山药之数，炼蜜丸。每六钱，空心淡盐汤吞，饥时白滚汤吞。已上皆仲淳法。

庄含之久患吐血，岁常数发。其平素善心计，夜多穷思不寐，凡细务必亲。戊午冬遂大发，气一上逆，则吐血盈碗，夜卧不宁。医者百药杂投，迁延至已未夏日，夜不瞑目者凡七。至后三日夜去血十七盂，每盂约二碗余。汤糜不能咽，才一勺入口，喘嗽数百声不止，血随涌出。第冷童便凉水稍能下。时方盛暑，两足苦寒若冰，着绒靴尚称冷不已。众医以为，劳心太过，致伤心血，动心火，故血不能归经；心与肾不交，故阴火逆上，而水无以制之，故喘急不已；肾水原虚，更当火亢之，令孤阴愈不足，故足胃寒甚。投以四物及止血凉血，如犀角、地黄、黄柏、山栀、芩连、蒲黄、郁金、黑荆芥诸剂，而血愈涌甚；投以天王补心及大剂茯苓、远志、酸枣仁、圆眼诸药，而不寐如故。众医袖手，告技穷矣。其族兄庄一生邑庠士，不行医，深究医理。含

之自拘疴来，时过视之，每谛审其证，复诊得其脉，左右寸关俱有力而数几七至，右关浮沉鼓指特甚，细寻之，复带滑，两寸并弦细而迟。乃语其亲兄敛之曰：失血之脉，当浮芤细弱，肾脉当沉滑有力，今并反之。若作虚论，是病脉不应，不治必矣。但阴极似阳，脉虽强，久按之必无神。证宜漱水不欲咽而喜饮温，今并不然。以愚见乃阳盛格阴于下，为极热证，非虚火也。法当以大黄、玄明粉导阳明之气下降入阴。其关脉带滑，食不下咽，是气逆，时强饮食，致血与痰夹食停滞不消，更须少加枳实，否则食闭阳明之气亦不能下。依此可活也。敛之以其言商之众医，悉咋舌称怪，谓此药一下咽，当洞泻立毙。又延一两日，势危甚，含之始自言：等死耳？吾甘以身听兄所为。一生乃用生大黄酒洗五钱、玄明粉五钱、枳实三分，欲入桂一分，众以盛夏不肯用。一生云：不用桂阳气无向导，后来难清楚耳。止以前三味，长流水一碗煎数沸，倾出，入小蓟汁二酒杯、童便半碗，和令亟服。服下片时许，不作泻而足已温，始去袜，亦不大喘，思饮食，乃啜温糜一瓯。自是血虽来，不大吐矣。第日夜不寐如昔。一生谓：此非心经诸药能愈。《甲乙经》曰：卫气不得入于阴，当留于阳，阳盛阴虚，故目不能瞑。此之谓也。治法饮以半夏汤一剂，阴阳已通，其卧立至。盖半夏得一阴之气而枯，所谓生于阳成于阴者，故能引阳气入于阴，今吐血证，半夏非所宜。因思夏枯草，亦生于阳而成于阴者，为血分之药，意惟此可以治之。乃用夏枯草一两，作甘烂水煮服，复杯而卧立至，后血不复大吐，第日有数口不断，阳明脉仍洪数而实，不时齿痛咽痛口渴诸证杂见。乃于凉血止血剂中加石膏两许，更间服大黄、玄明粉，至一月后，始以大黄用韭汁浸，九蒸九晒，蜜丸，时间服百丸。两三月间，大约用过生大黄十余两、石膏几三四斤、大黄丸复几及十余两。阳明数实之脉始退，而血渐已。真奇证也。此后，乃纯用养阴之剂，兼服六味地黄丸无间，历半载几复故，但隔数日或痰中见血如米粒大一二点。含之欲速求愈，往润于诸医商之，谓：血脱后宜补气。令服参术数剂，复几致大发。仍用前法，更半年余，而后不复发矣。予初亦以为阴虚，治之不效，及一生用前法，予闻之，深叹其见之是也。临证有一时思惟不到，不宜偏执己见，参合详审，以别几微，乃无误耳。予因载其案，以省后人云。

## 消渴证

湖州庠友张君时泰，辛酉正月骤发齿痛，十余日而愈。四月间焦劳过多，齿痛大发。医用石膏、知母等药投之，不效。用刀去齿间紫血，满口痛不可忍，齿俱动摇矣。至六七月间，饮食益多，小便如注，状如膏，肌肉尽削。至十一月，身不能起。冬末，用黄芪、地黄等药稍能起立，然善食易饥如故，小便如膏亦如故。今年二、三月愈甚，亦不服药，齿痛如故，当门二齿脱落，复加口渴，昼夜不止。此中、下二消证也。予为立后方，服未数剂而瘳。

麦门冬五两　五味子三钱　黄连三钱　芦根五两　黄芪五钱　怀生地黄六钱　天门冬一两

用缲丝汤十碗，煎二碗，不拘时服。

丸方，于前药中加黄柏三两，牛膝五两，沙参六两，枸杞子四两，五味子六两，蜜丸。常服，遂不复发。

## 妇　人

治妇人血热经行先期。

枇杷叶一斤，蜜炙　白芍药半斤，酒浸切片，半生半炒　怀生地黄六两，酒洗　怀熟地黄四两　青蒿子五两，童便浸　五味子四两，蜜蒸　生甘草去皮，一两　山茱萸肉四两　黄柏四两，去皮切片，蜜拌炒　川续断酒洗，炒，四两　阿胶五两，蛤粉炒，无真者，鹿角胶代之，重汤酒化　杜仲去皮，三两，酥炙

细末，怀山药粉四两打糊，同炼蜜和丸如梧子大。每五钱，空心淡醋汤吞，饥时更进一服。忌白萝卜。

加减正元丹治妇人经不调无子。

香附一斤，同艾二两，醋浸二宿，分作四份，一份用盐水炒，一份酥炙，一份童便浸炒，一份和乳瓦上炒　当归身酒洗，五两　川芎二两　白芍药八两，酒浸切片，半生半炒　生地六两，酒洗　阿胶四两，蛤粉炒成珠，无则鹿角胶代之　枳壳三两，江西者良，半生半炒　艾二两，用浸香附醋打糊饼，晒干

为末，米醋煮，山药粉糊丸如梧子大。每四钱，空腹淡醋汤吞。忌白莱菔。

上八味乃正元丹，后加减法也。加青蒿子三两，山茱萸肉三两，银柴胡一两，五味子三两，鳖甲醋炙如法，四两。如经调后觉经不行，恐有妊娠，即勿服。如后期，去青蒿子、银柴胡、鳖甲。

治血热经行先期，腰腹痛，发热。血热忌用芎、归，当

用第一方。

正元丹中去香附，换入枇杷叶十两，蜜炙　杜仲去皮酥炙，三两　鹿角胶蛤粉炒，四两　麦门冬去心，四两　青蒿子　山茱萸肉　北五味子各三钱　银柴胡一两

治血虚经行后期。

白芍药六两，半生半熟　香附四两，童便浸炒　蕲艾叶一两五钱，如法　怀生地六两　麦门冬六两　杜仲三两，酥炙　橘红二两　枇杷叶六两　甘草一两五钱，半生半炒　白胶四两，蛤粉炒成珠研　川芎二两　青蒿子四两，童便浸风干　当归六两

用醋煮怀山药糊丸梧子大。每服五钱，白汤送下。

治血虚经行后期太甚，半边头疼。

当归身　白芍药各二钱五分　川芎一钱　甘菊花三钱　藁本一钱　怀生地二钱　荆芥穗八分　天门冬二钱　麦门冬三钱　炙甘草一钱五分

河水煎，临服加童便一小杯。

又治经行后期太甚。

香附一斤，四制　怀生地五两　白芍药八两　枳壳二两　砂仁二两　阿胶四两　蕲艾二两，如法

为末，醋煮怀山药糊丸梧子大。每服四钱，空心淡醋汤下。

一方加怀熟地三两，川芎二两，去砂仁一味。俱神效。

治肾泄兼脾泄。

肉豆蔻粉裹煨，四两　北五味子四两　补骨脂如法制，二两半　白芍药二两半　砂仁一两半　甘草八钱　人参三两　吴茱萸汤泡去梗，三两

为末，山药粉糊丸如梧子大。空心，白汤下三钱至五钱。

治妇人肾泄无子。

肉豆蔻粉裹煨，四两　吴茱萸汤泡，二两五钱　补骨脂三两　五味子三两　人参一两　木香不见火，六钱　砂仁八钱

细末，山药粉糊丸如梧子大。每服三四钱，空腹白汤吞。

李博士本石内人，患痰嗽三年，骨立矣。经不行，诸医或以为积血，或以为血枯经闭。仲淳云：孕也。若行血则祸不旋踵，但分娩后恐不能全吉尔。已而果然。

安胎将堕欲死方

怀生地二两　酒炒砂仁末一两

水酒各二碗，煎一碗，分作二次服，立愈。此方出《本草》，予偶阅之，传一门人，试之如神。

保胎资生丸妊娠三月，阳明脉养胎。阳明脉衰，胎无所养，故胎堕也。服资生丸。

人参人乳浸，饭上蒸，烘干，三两　白术三两　白茯苓细末，水澄蒸，晒干，入人乳再蒸，晒干，一两半　广陈皮去白，略蒸，二两　山楂肉蒸，二两　甘草去皮蜜炙，五钱　怀山药切片炒，一两五钱　川黄连如法炒七次，三钱　薏苡仁炒三次，又方，一两半　白扁豆炒，一两半　白豆蔻仁不可见火，三钱五分　藿香叶不见火，五钱　莲肉去心炒，一两五钱　泽泻切片炒，三钱半　桔梗米泔浸，去芦蒸，五钱　芡实粉炒黄，一两五钱　麦芽炒研磨，取净面，一两

上药共十七味，如法修事，细末，炼蜜丸如弹子大，每丸重二钱。用白汤或清米汤、橘皮汤、炒砂仁汤

嚼化。忌桃、李、雀、蛤、生冷。

治恶阻。即胎前呕吐。

橘红一钱 麦门冬二钱 人参一钱 木瓜二钱 竹茹一钱 枇杷叶三大片 藿香五分

下咽即验。

乌鲞鱼汤，治妊娠腹胀满。顾仲穆子妇患此，数剂而安。

白茯苓二钱 白术炒，二钱五分 广橘红 木瓜 桑白皮如法蜜炙，各二钱 紫苏叶一钱 秦艽酒洗，三钱 生姜皮一钱五分

用大鲞鱼一枚，河水五碗，煎至三大碗，去鱼骨，滤清，始入前药，煎至一碗，服之，以愈为度。

治子悬。即胎上冲。

紫苏 橘红 麦门冬去心。

各等分，为细末。每服四钱，用枇杷叶三大片，竹茹一钱五分，煎汤调服。

治胎惊胎热，一受孕即宜预服。姚康成乃正服之神验。

木瓜一钱 天门冬 黄芪 白芍药各三钱 麦门冬五钱 鼠粘子一钱 金银花 甘菊花 石斛 怀生地各三钱 连翘一钱 炙甘草一钱 贝母二钱 砂仁一钱 人参一钱五分

河水二大碗，煎八分，食远温服。服至百帖，神效。

治小儿脐风撮口。孕时母服，可预解一切胎毒。

甘草二钱，生用 怀生地四钱 连翘二钱 黄连一钱，酒炒 玄参二钱 栝蒌根二钱 木通一钱 贝母二钱 牡丹皮一钱五分 金银花四钱 荆芥穗一钱 羚羊角磨汁入药汁中，二十匙，约五分

河水二钟，煎八分，空心、饥时服。仲淳传自金华，嘱生试之，神验。

催生累验方

鱼膘四钱，切碎，每块针刺，灯火上炙脆研　柞枝四两，蚕食者，一叶一刺者是，即凿子木，五月开白花不结子，其里纯白　白芷一钱五分　百草霜山家者良，一钱　千里马男子左足旧草鞋，烧灰存性，二钱

水酒各钟半，将柞枝、白芷煎浓至一碗，去渣滤清，入胶同煮化，调二末服之。已上调经、胎产诸方，仲淳手定。

琥珀丸专治妇人生产艰难，下胎衣，血晕服之即活。李玄白传，神验。

延胡索六钱　怀熟地八钱　当归身　川续断酒洗炒　川芎各六钱　川牛膝　人参　沉香　乳香　没药去油，各五钱　真阿胶蛤粉炒，八钱　辰砂水飞　大附子　五味子各五钱　金钗石斛六钱　肉苁蓉八钱，酒洗　琥珀　珍珠上上者，各五钱

极细末，炼蜜丸如圆眼大，以好辰砂飞过为衣，蜡丸。

家宝丹马铭鞠传，不如李玄白方妙。

专治妇人产难，胎衣不下，血晕，胎死腹中及产后小腹痛如刀刺，兼治胎前、产后一切诸病，杂症诸气，中风，乳肿，血淋，胎孕不安，平时赤白带下，呕吐恶心，心气烦闷，经脉不调或不通，翻胃，饮食无味，面唇焦黑，手足顽麻，一切风痰俱效。高存之每年修合普施。

何首乌二两，取鲜者竹刀切片，晒干　川乌四两，先用湿纸包

煨，去皮，留待草乌同煮　草乌四两，温水浸半日，洗去黑毛，刮去皮，与川乌同切厚片，将无灰酒和匀入砂器中，炭火慢煮，渐渐添酒，一日夜，以入口不麻为度　苍术四两，米泔浸一宿，去皮切片，酒炒　大当归二两，酒洗　白附子二两，去皮　麻黄去头节，滚汤泡去沫　桔梗炒　粉草炙　防风　白芷　川芎　人参　天麻　大茴香炒　荆芥炒　白术面炒，各四两　木香　血竭　细辛各一两

共极细末，蜜丸弹子大。每丸重二钱，酒化开，和童便下。如不能饮酒者，化开，白汤下。产后腹痛者，酒化开，益母汤下。更有男、妇年久腹痛，诸药不效者，服两三丸即愈。室女经脉不通者，用桃仁、苏木、红花、当归煎汤下。惟劳热有肺火者不宜服。

治横生。高存之试验。

益母草六两

酒煎浓汁，加童便一大杯。

治胞衣不下。高存之屡试验。

芒硝三钱

酒煎服。宜加牛膝、当归各五钱。

产后调理方仲淳立。

当归身三钱　川芎一钱五分　生地二钱　赤芍药一钱五分　延胡索醋煮，二钱　牛膝五钱　蒲黄一钱五分　干姜炒黑，七分　肉桂七分，火盛者并夏月勿用　山楂肉三钱　五灵脂醋煮去沙，一钱　桃仁去皮尖　红花各八分　黑豆炒，一合　杜仲炒去丝，二钱　续断二钱　益母草五钱，瘀血行腹痛去之　泽兰叶一钱　荆芥穗一钱，炒

水煎，入童便服。过五七日，觉少腹已软无块，按

之不痛，即将赤芍药、蒲黄、肉桂、五灵脂、桃仁、红花六味尽去之，另加白芍药二钱，麦门冬三钱，五味子七分。如虚汗，去荆芥、川芎，加枣仁五钱，惊悸亦加之。汗不止，加黄芪、人参各二钱。虚甚作喘，倍加人参、黄芪，倍麦门冬，去生地、当归、桃仁、红花。如脾胃弱，不食泄泻，加人参多少量人，肉果一钱五分，砂仁七分，橘红八分。腰痛无力是血虚，以鹿角胶五钱，酒浆化，空心温服。血晕及血不止，发热作渴，用童便一味，是产后圣药。

预防血晕神方古方。

将产，预将荆芥穗末三钱，童便、沸汤各一杯听用。儿一产下，即将前末同童便入汤调服，永无血晕之病。荆芥能引血归经也。虚脱者，人参五钱，干姜二钱，肉桂二钱。虚甚者，参至一两，加附子童便制过，一钱。火令去姜、桂，附子之半。

治产后虚脱兼防血晕。予家素试之，神验。

人参一两　真苏木打碎，二两　鹿角胶五钱

水二碗，酒一碗，煎至一碗，加童便一杯，预煎，候产下即服。

治产后虚喘。

己丑，予妇产后五日，食冷物，怒伤脾作泄，乃微嗽。又三日，泄不止，手足冷，发喘，床亦动摇，神飞荡不守。一医以人参五钱，附子五分疗之，如故。加参、附，又不效。渐加至参三两、附子三钱，一剂霍然起。

于中甫夫人产后气喘，仲淳投以人参五钱，苏木五钱，麦门冬五钱，一剂愈。五日后，忽自汗无间，昼夜闻响声及饮热茶汤即汗遍体，投以人参五钱、黄芪五钱，加当归身、生地黄，二剂不效，即令停药弥日。金坛俗忌未弥月不得诊视。仲淳遍检方书，至《证治要诀》治汗门内，有凡服固表药不效者，法当补心。汗者，心之液也。洒然曰：是已。于夫人素禀有火气，非不足也。产后阴血暴亡，心主血，故心无所养而病汗，亟以炒酸枣仁一两为君，生地黄、白芍药、麦门冬、五味子、枸杞、牛膝、杜仲、当归身、阿胶、牡蛎、龙眼肉大剂与之，至三十二剂，罔效。中甫惧曰：得无不起乎？或药应更改乎？仲淳曰：非也。吾前所以投参、芪不应而遽止之者，以参、芪为气分药，剂且大，其不应者，必与证不合也。兹得其情，复何惑乎？盖阴血者难成易亏者也，不可责效旦夕。仍投前剂，至四十二帖，忽得睡，汗渐收，睡愈熟。睡至四日夜，一醒霍然，颜色逾常。血足则色华也。

王善长夫人产后腿疼，不能行立，久之饮食不进，困惫之极。仲淳诊之曰：此脾阴不足之候。脾主四肢，阴不足故病下体。向所饮药虽多，皆苦燥之剂，不能益阴。用石斛、木瓜、牛膝、白芍药、酸枣仁为主；生地黄、甘枸杞、白茯苓、黄柏为臣；甘草、车前为使。投之一剂，辄效，四剂而起。昔人治病必求其本，非虚语也。

施灵修乃正产后发寒热，咳嗽不止，因本元虚弱，误用姜、桂，势甚剧，数剂辄定。

鳖甲四钱　山楂肉五钱　橘红二钱　当归二钱　青蒿子二钱五分　白芍药四钱　牛膝四钱　杜仲二钱五分　枣仁八钱

远志肉一钱　麦门冬五钱　五味子一钱　生地黄四钱　茯神三钱　益母草五钱　竹叶三十片

偶伤风，加荆芥一钱，防风五分。咳嗽甚，加桑白皮三钱。有痰，加苏子、贝母各二钱。腰痛，加枸杞子五钱。瘀血未尽，加黑豆炒，一大把。脾胃不佳，去牛膝、生地、益母草。

丸方：鳖甲六两　牛膝酒蒸，六两　青蒿子四两　怀生地　白芍药　枣仁各六两　当归身、真阿胶重汤酒炖化入药，各四两　白茯苓六两　远志肉　杜仲各三两　麦门冬六两　五味子四两　枸杞子六两　怀山药切片，炒黄，四两　牡丹皮酒蒸，二两五钱　山茱萸肉四两　砂仁炒，二两　牡蛎粉火煅通红，淬入醋中。如此七次，研如飞面，三两

细末，炼蜜丸如梧子大。每五钱，空心白汤吞，饥时更进一服。

黄桂峰乃正产后头疼，大便秘。用生料五积散一剂，不效。仲淳加归身一两，一服大便通，头疼立止。

张璇浦乃正产六朝发狂，持刀杀人。阴血暴崩，肝虚火炎故也。仲淳令先饮童便一瓯，少止，再服龙齿、泽兰、生地、当归、牛膝、茯神、远志、酸枣仁大剂，仍加童便，顿服而止。

王六息乃正产后惊悸，闻声辄死，非用力抱持，则虚烦欲死，如是累月。仲淳曰：此心脾肝三经俱虚也。用人参、酸枣仁、茯神、远志、芍药、石斛、甘草、麦门冬、五味、丹砂为丸，以龙眼汤吞。弥月而愈。

贺函伯乃正小产后阴血暴崩，作晕恶心，牙龈浮肿，喉咙作痛，日夜叫号不绝。仲淳曰：此证因失血过

当，阴气暴亏，阳无所附，火空则发，故炎上，胸中觉烦热，所谓上盛下虚之候也。法当降气，气降则火自降矣。火降则气归元，而上焦不烦热，齿龈肿消，喉咙痛止，阳交于阴而诸病自已尔。

苏子研细，二钱五分　麦门冬去心，四钱　白芍药酒炒、四钱　青蒿子二钱五分　牛膝四钱　五味子打碎，五分　鳖甲　生地黄　甘枸杞各四钱　枇杷叶三大片　川续断二钱　酸枣仁炒爆研，五钱　橘红二钱

河水二钟半，煎一碗，加童便一大杯，郁金汁十二匙，空心服，时进童便一杯。

庄敛之次女，产后恶露未净，至夜发热，脾胃却弱，腰腹大痛。时师谓产后气血俱虚，投以人参当归诸补剂转剧。敛之深以为忧，恐其成蓐劳也。余诊视之，谓不数帖即痊矣，安用过虑？为疏一方：白芍药三钱，红曲二钱，山茱萸肉四钱，橘红一钱五分，麦门冬四钱，苏子二钱，车前子二钱，炙甘草八分，干葛一钱半，白扁豆三钱，杜仲三钱，牛膝五钱，黑豆八钱，泽兰一钱，青蒿子四钱。十剂而恶露净，发热已，腹痛亦止，但腰痛尚未尽除，而脾胃尚未健。更为改定一方：白芍药三钱，山楂肉三钱，橘红三钱，砂仁二钱，麦芽三钱，石斛三钱，莲肉四十粒，白扁豆三钱，杜仲二钱，五味子一钱，山茱萸肉二钱，炙甘草五分，沙参三钱，牛膝五钱，十余剂，脾胃亦佳，其病遂瘳。

调理丸方

怀生地　熟地各五两　麦门冬去心　甘枸杞去枯者及蒂，各六两　杜仲如法　川续断去芦，各五两　五味子三两　柏子

仁如法，六两　酸枣仁炒爆研，六两　茯苓三两　青蒿子四两　山药五两，炒　山茱萸肉五两　牡丹皮阔而厚者，三两半　鹿角胶酒化入药，六两　橘红三两　砂仁炒，二两

细末，炼蜜和丸如梧子大。每服五钱，空心淡盐汤吞。忌食鲫鱼子、白莱菔。

治女人血崩。

人参　黄芪　麦门冬各三钱　五味子七分　杜仲　熟地　山茱萸各二钱　枸杞子三钱　续断一钱　荆芥穗八分，炒　阿胶二钱

河水煎，日进三服。

又丸方　黄芪二两，蜜炙　人参一两　熟地二两　白芍药一两五钱，酒浸切片，半生半炒　五味子　怀山药　续断酒洗　杜仲酥炙　柏子仁酒浸二宿，蒸捣如泥　青蒿子童便浸，阴干　麦门冬　酸枣仁各一两五钱，炒　鹿角胶三两，酒炖化

共末，将酒化鹿角胶、柏子仁泥，同炼蜜丸如梧子大。每服五钱，空心白汤下。

董龙山夫人患血崩，由于中年郁怒，诸医百药不效。用大剂参、芪。遍觅胎发百余丸，火煅，调入药服，久之渐愈。火煅发，用小砂罐盐泥炼极熟，将发入罐中封固，阴干，以炭火围之，俟黑烟将尽即起，若青烟出，发枯不可用矣。非细心人不可任，盖火候不可过也。

顾太学叔夏内人，舟中为火所惊，身热羸弱，几成瘵。群医误投参、芪，势危甚。仲淳以清肌安神之剂与之，戒以勿求速效。凡数十剂而安。

麦门冬二钱　鳖甲小便炙，三钱　青蒿子　银柴胡　桑

白皮自采，忌铁蜜炙，各二钱　五味子一钱　枇杷叶二钱　白芍药一钱　生地黄酒洗，一钱　薏苡仁三钱

包海亭夫人患腹痛，连少腹上支心，日夜靡间，百药不效。仲淳诊其脉，两寸关俱伏，独两尺实大，按之愈甚。询知其起自暴怒，风木郁于地中。投以芎䓖上，柴胡中，升麻下。下咽，嗳气数十声，痛立已，已而作喘。仲淳曰：是升之太骤也。以四磨汤与之，遂平。

甲申夏，旧妇因郁火，痰喘身热，手拳目张，半月不眠食。按其胃口不痛，诸医疑其虚也，或云中暑，百药试之，痰喘滋急。以皂角末嚏鼻通窍，痰上逆如沸。延杨石林诊视，请亟吐之。先大夫曰：病久矣，虚甚，可奈何？石林曰：《经》云：上部无脉，下部有脉，其人当吐，不吐则死。即以盐汤吞之，去白痰数碗，喘定。先大夫曰：何以药之？石林曰：吐即药也，待其熟寝，勿服药，以养胃气，夜半啜粥二碗。诘旦投六君子汤，数剂而起。石林者，里中博雅士，不行术而精方脉者也。

高存之夫人，患心口痛，一日忽大发，胸中有一物上升冲心，三妇人用力捺之不下，叫号欲绝。存之曾预求仲淳立此方，是日急煎服之。服一盏，冲上者立堕下，腹中作痛不升矣；再服，腹中痛者亦消。二日后，以病愈起洗沐，又忽作呕，头痛如劈。存之曰：此即前证，煎前药服之，立安。

白芍药酒炒，三钱　炙甘草五分　吴茱萸汤泡三次，八分　白茯苓二钱　延胡索醋煮，切片，一钱　苏子炒研，一钱五分　橘红盐水润过，一钱二分　后加半夏一钱，姜汁拌炒　旋覆花一

钱，木通七分，竹茹一钱。

予妇今春忽患心痛连下腹，如有物上下撞，痛不可忍，急以手重按之，痛稍定，按者稍松，即叫号。仲淳曰：此必血虚也。脉之果然。急投以白芍药五钱，炙甘草七分，橘红三钱，砂仁炒三钱，炒盐五分。二剂稍定已。又以牛黄苏合丸疏其气，嗳气数次，痛徐解。予问故。仲淳曰：白芍药、甘草治血虚之圣药也。因久郁气逆，故减甘草之半，仲景甲己化土之论详矣，诸医不解尔！炒盐者何？曰：心虚以少盐补之，即水火既济之意也。予惧俗师概以痰火、食积疗心腹之痛，故疏其详如左。

昔年予过曲河，适王宇泰夫人病心口痛甚，日夜不眠，手摸之如火。予问用何药？曰：以大剂参、归补之，稍定，今尚未除也。曰：得无有火或气乎？宇泰曰：下陈皮及凉药少许，即胀闷欲死。非主人精医，未有不误者。予又存此公案，以告世之不识虚实，而轻执方者。

梁溪一妇人，喉间如一物上下作梗，前后板痛。服仲淳方二十剂，全愈。

番降香一钱　川通草五分，二味服三剂去之　苏子二钱　橘红二钱　枇杷叶三片　人参一钱　炙甘草七分　石菖蒲一钱　麦门冬三钱　甘菊花二钱　白芍药三钱　远志一钱　白豆蔻仁四分　木瓜二钱　石斛酒蒸，二钱

加芦根汁一钟同煎，入姜汁二匙。

梁溪一女子，头痛作呕，米饮不能下。仲淳云：因于血热，虚火上炎。

麦门冬五钱　橘红二钱　枇杷叶三大片　苏子一钱五分

白芍药三钱　木瓜二钱　白茯苓二钱　甘菊花一钱五分　乌梅肉二枚　竹沥一杯　芦根汁半碗

一二剂呕止，头尚痛，加天门冬二钱，头痛少止，再加土茯苓二两，小黑豆一撮，全愈。

## 白带赤淋

妇人多忧思郁怒，损伤心脾，肝火时发，血走不归经，此所以多患赤白带也。白带多是脾虚，盖肝气郁则脾受伤，脾伤则湿土之气下陷，是脾精不守，不能输为荣血，而下白滑之物矣，皆由风木郁于地中使然耳。法当开提肝气，补助脾元。宜以补中益气汤加酸枣仁、茯苓、山药、黄柏、苍术、麦冬之类，浓煎，不时饮之。再用六味丸中加牡蛎粉、海螵蛸、杜仲、牛膝，蜜丸，光大如豆。空心、饥时吞下五六钱。阴虚火炽，加枸杞子、五味子、黄柏。

白带多属气虚。补气健脾，治法之要领也。

带下如浓泔而臭秽特甚者，湿热甚也，且多有湿痰下坠者，宜苍术、白术、黄柏、黄芩、茯苓、车前子为主，佐以升提。

带下如鸡子清者，脾肾虚极也，面色必不华，足胫必浮，腰腿必酸，宜五味子、八味丸，间用开脾养心之剂，如归脾汤之类。阴虚有火，宜六味丸中加五味子、菟丝子、车前子、黄柏。叔和云：崩中日久为白带，漏下多时肾水枯。盖言崩久血气虚脱，而白滑之物下不止耳。此症虽有血气寒热之分，要归总属于虚。

赤淋多因于心火肝火时炽不已，久而阴血渐虚，中气渐损，遂下赤矣。治宜养心为主，兼以和肝缓中，凉血清气。赤带久不止则血虚，宜胶艾四物汤加煅牡蛎粉、酸枣仁、麦门冬。

标急而元气不甚惫者，先救其标。标急而元气衰剧者，则当本而标之也。

治白带。

蛇床子米泔淘取沉水者，蒸晒干，去皮炒，为细末　每一两，加枯白矾末五分　山茱萸肉　五味子　车前子米泔浸蒸　香附醋煮，各三钱

细末，山药糊丸如梧子大。每四钱，空心淡醋汤吞，饥时再进一服。

后用四物汤加山茱萸、五味子、炒砂仁、白芍药、杜仲、黄柏、车前子各等分，鹿角胶醋化，丸如梧子大。每日空心白汤吞五钱，调理自除。

治老年白带。

黄柏去粗皮，切片蜜炒，四两　砂仁炒，二两　杜仲去皮切片，盐酒炒去丝，四两　川续断酒洗，二两　补骨脂酒浸，瓦上炒，三两　川芎二两　香附八两，醋浸二宿，晒干，分作四份。一份酥炙，一份童便炒，一份醋炒，一份盐水炒　蕲艾用浸香附醋炒，加山药粉煮作糊，拌艾，打成饼，晒干，一两五钱　山茱萸肉四两　白茯苓如法水澄，蒸晒干，二两　白芍药酒浸，六两，半生半炒　鹿角胶醋化，五两　北五味蜜蒸，四两　车前子米泔浸蒸，晒干，二两　牡蛎粉火煅醋淬，研如飞面，三两

细末，和鹿角胶，丸如梧子大。空心淡姜汤送下五钱。

世母因儿痘惊苦积劳，虚烦不得卧，心胆虚怯，触

事惊悸，百药不效。家弟长文，偶于友人许，闻兴化陈丹崖疗一女人甚奇，其症与母类，叩其方乃温胆汤也，试之数剂而效。

半夏七钱　竹茹　枳实各三钱　陈皮四钱半　白茯苓　炙甘草各二钱二分半

分二剂，姜枣煎服。外加酸枣仁五钱，后因虚极，加人参二钱。质之仲淳，曰：此必有痰而善饭者也。果然。

先安人因亡女，忽患腰痛，转侧艰苦，至不能张口受食。投以鹿角胶不效，以湿痰疗之亦不效。遍走使延仲淳，曰：此非肾也，如肾虚不能延至今日矣。用白芍药三钱，橘红二钱，白芷二钱，炙甘草一钱，香附童便浸炒，三钱，肉桂二钱，乳香、没药各七分半，灯心同研细，临服下之。一剂，腰脱然，觉遍体疼。仲淳曰：愈矣。再煎滓服，立起。予骇问故。仲淳曰：此在《素问》木郁则达之，顾诸君不识尔！

姚公远内子病，延仲淳入诊，其继母乘便亦求诊。仲淳语伯道曰：妇病不足虑，嫂不救矣。闻者骇甚，曰：吴方新婚，无大恙，何至是耶？予私叩之。仲淳曰：脉弦数，真弱症也。不半岁，夜热咳嗽，势渐剧。仓皇延仲淳，疏方预之曰：此尽吾心尔！病不起矣。逾年医家百药杂试，竟夭。

瞿元立夫人，素清癯，不耐烦劳。一日谓仲淳曰：妇未生子而弱，烦兄为诊其故。次日仲淳往诊，得其脉弦细无神。赵文肃公问曰：兄从元立许来诊，其嫂得何脉？曰：今虽无恙，必不久矣。文肃顿足曰：有是哉？天胡厄善人甚耶？此丙戌四月事也，至秋夫人殁。

祝氏妇年五十余，患中满腹胀，兼崩漏下虚。清上则下虚弥甚，实下则上胀弥甚。仲淳为立二方：以苏子、石斛、陈皮、知母、玄参、人参、白芍药治其上；以地榆、阿胶、木瓜、牛膝、杜仲、茜根、椿皮治其下。各为丸，分食前后服之，渐愈。

顾太学叔夏内人，患阴虚火证，彻夜不眠者两月，饮食俱废，形体日削，中外疑其必无救矣。予为之诊视，决其必无大害，第要多需时日耳。用大剂人参、枣仁、茯神、远志、生地、当归、五味、麦冬。因虚甚气怯，佐以琥珀、辰砂、金银器之类，约百余剂而瘳。后友人询其故，予谓此病虽属虚，幸脏腑无损，心经虽有火，幸不乐烁肺，多服补阴收敛之剂，则水火自然升降，所云壮水制阳光正此耳。至于久病脉调，身不发热，岂有他虞哉？

太学朱方仲内人，禀赋极弱，兼之作劳善怒，内热怔忡，胆虚气怯，已三四年矣。壬申夏，忽发厥冒，痰气上升，则两目上窜，手足发搐，不省人事。初时一日一发，三四日后，则连发不止，日夜几百次，牛黄、竹沥，遍尝不效。予计已穷，意欲用参、附峻补，因其时常口渴，大便不通，不敢轻投。适一友至，极其赞决，谓非附不可。强用附子二钱，人参六钱，作一剂投下。午后进药，黄昏发大热，烦躁渴甚，不两日毙矣。此固非因附子而然，第证候决不宜用。侥幸之愈，念漫试也[①]。上二条附。

---

① 顾太学叔夏内人……侥幸之愈，念漫试也：原无，据崇祯本、道光本补入。

## 幼科附痘疹

小儿初生，即以粉草三钱，切片，江西淡豆豉三钱，入沸汤一碗，隔水煮干至一二小杯，以绵为乳，蘸药汁入儿口吮之，以尽为度。腹内有声，去胎粪数次，方饮乳。月内永无惊风诸病。

儿初生，不可剪脐带。三朝用面和水成薄饼，置儿腹，穿脐带于面上，将蕲艾火灸脐带近脐处，或三炷或五七炷。灸须下帐避风，灸毕，仍将脐带扎好，听其自脱。至七日方脱者，元气足也。瑨儿九日方脱，其神甚旺。

凡儿生下，每日夜，时将清汤或苦茶蘸软绢，搅儿口内。如齿边有白点，即以指爪或细针挑破，取桑树内汁滤清涂之，永无惊风撮口之患。予家用前三方，儿月内并无殇者。

治撮口。其症必先大便热。

用生犀角及真羚羊角磨，和蜜汁饮之，有效。急则用大黄二钱，甘草二钱，煎服。

治月内啼。

以真牛黄、飞辰砂极细末各五厘，涂儿舌上，立止。

治胎惊。仲淳定，有验。

人参　白芍药酒炒，各一两　白茯神　酸枣仁各一两五钱　炙甘草　远志肉甘草汁浸，蒸，晒干，各一两　真天竺黄另研如飞面　朱砂另研如法，各五钱　脐带新瓦上炙焦存性，另研细，三条　天麻　犀角　滑石末各一两　如有紫河车加一

具火烘干，研细，忌铁

上天竺黄、朱砂、脐带另研外，余筛极细末，然后加入另研三味，再研和令极匀，用钩藤浓汁四两，和炼蜜半斤，捣和前药，每丸重一钱二分。饥时、临卧以灯心薄荷汤调化服，日可与二三服，或以钩藤煎浓化药更佳。如治急惊，本方去脐带、河车、人参，加白僵蚕蜜炙，六钱，全蝎六钱，牛黄一钱二分，琥珀一钱，胆星八钱，麝香三分。

治胎疟。家弟患此，服之神验。

人参三钱，虚甚疟久者，加至一两止　白芍药三钱，酒炒　广陈皮二钱　鳖甲醋炙，二钱　麦门冬三钱　厚朴二钱　青皮七分，醋炒　山楂肉三钱

水二钟，煎八分，温服。脾胃不佳，加川黄连姜汁炒，一钱五分，真藿香五分，白豆蔻二分五厘，姜皮五分，竹叶三十片，白茯苓二钱。

治小儿痫症或惊风不止。黄孟芳幼患此症，久服效。

天竺黄五钱　酸枣仁二两　麦门冬去心，二两　人参一两　明天麻五钱　天门冬去心，一两　白茯神一两五钱　橘红七钱　远志肉甘草汁煮去骨，二两　白芍药酒浸，一两　钩藤五钱

细末，炼蜜和丸如弹子大，水飞极细朱砂为衣。每服一丸，灯心汤或龙眼汤化下。又一方加紫河车一具，酒洗净煮烂或焙干为末，入前药中。

疳积散。宋二怀传，累试神效。

治儿乳食不节，过饱伤脾，面黄腹大，小便浊如米泔，大便黄泄酸臭，皮毛枯索，甚而双目羞明生翳，形

骸骨立，夜热昼凉等证，并用此方主之。

厚朴去皮切片，姜汁炒熟，净末一两　广陈皮去白，净末八钱　粉甘草去皮，炙，七钱，净　真芦荟明如漆，苦如胆，净末七钱　芜荑真孔林大而多白衣者佳，去白衣壳，净末五钱　青黛取颜料铺中浮碎花青，淘净研，二钱　百草霜取山庄人家锅底煤，二钱五分　旋覆花净末一钱五分

匀和成剂。小儿每一岁用药一分，灯心汤空心调服。服后病愈，再用肥儿丸调理。如脾气未实，用启脾丸，或大健脾丸。如疳气未尽，用陈皮一两，白木香三钱，白茯苓五钱，加平胃散三钱。为末，陈米汤调下。

肥儿丸

人参三钱　芜荑一两　使君子肉一两　白芍药一两　橘红八钱　黄连一两　甘草五钱　红曲七钱　麦芽七钱　砂仁五钱　白茯苓一两　山楂肉七钱　滑石一两　莲肉二两　扁豆一两　青黛一两

炼蜜丸弹子大。每服一丸，空心白汤化下。

治疳，泻痢见红白积者。

用前散子，加黄连姜汁土炒、肉豆蔻二味，灯心汤少入熟蜜调服。

治食积成疳。

用前散，砂仁汤调服。四方俱宋二怀传。

治小儿疳症，唇白或紫，腹大面黄，发干上指。

施季泉有丸药如龙眼大，纳猪肝内，白酒煮之，止食肝，一剂而愈。其丸取出，尚可救人。方不传。儿辈累试之奇验，价亦廉。

治疳眼。

生鸡肝一具，不拘大小雌雄，二三岁者只用半具。外去衣，内去筋膜，研极细如面，入疳积散若干，调极匀，加熟白酒，厚薄相和，隔汤炖极热，空心服，或用甜酒，少加热白汤调服，至眼开翳散乃止。

又方 白芙蓉花阴干，三四钱，听用，另以不油不蛀肉豆蔻一枚，粉裹煨，真胡黄连五分，共细末，将赤雄鸡软肝去筋膜，入前药末，同研极细，丸如龙眼核大，白酒隔汤煮熟，空心与儿吃。其药约分三份，如儿小可再分作四份，儿大者可一二次顿服，立验。

治小儿走马牙疳百验方

冰片三分 黄连不犯铁 栝蒌为末 红褐子煅存性，研细 黄蚕茧壳煅存性，研，各五钱 明矾一钱五分，煅过，研 五谷虫要有尾者，瓦上煅过存性，研，二钱五分

各末，和匀再碾。连吹数次，立效。吹药时，先以米泔漱净。吹药后，仍以米泔漱净。

又将夜壶底内积垢取出，烧灰存性，研极细，敷牙根肿烂处，立愈。

又将蜗牛连壳煅灰存性，研极细末，吹患处，立愈。上二方俱施季泉传。

治小儿心口疼。仲淳定。

牵牛炒，八钱 白木香三钱 槟榔一两二钱 红曲炒，一两 甘草炙，三钱 橘红八钱 绿矾火煅红，以米醋淬入，另研如面，四钱

细末，粉糊和丸如梧子大。每四钱，白汤吞。终身不可食荞麦。

存之幼郎病内伤，大小便俱血。诸医竟用红花、桃

仁，病愈甚。仲淳曰：桃仁之类，疏其瘀也，血且行，奈何又重伤之？伤则补之而已。以生地黄四钱，川续断及杜仲、牛膝等饮之，稍平，而腹痛不已。仲淳曰：是在《内经》强者气盈则愈，弱者着而成病。加人参二钱，一剂而愈。

月埠张氏儿十岁，自幼心痛，得于母气，不时发者，发时饮食不进，呻吟反复三四日。仲淳疏方，药入口即止。槟榔一钱，黑丑一钱，木香五分，使君子二钱，橘红二钱，白茯苓三钱，白芍药二钱，旋覆花二钱，猪苓一钱五分。

义兴杨纯父幼儿病寒热，势甚棘。诸医以为伤寒也，药之不效。仲淳曰：此必内伤。纯父不信，遍询乳媪及左右，并不知所以伤故。仲淳固问不已，偶一负薪者自外至，闻而讶曰：曩见郎君攀竹梢为戏，梢折坠地，伤或坐此乎？仲淳曰：信矣。投以活血导滞之剂，数服而起。仲淳尝言：古人先望、闻、问而后切，良有深意。世人以多问嘲医，医者含糊诊脉，以致两误，悲夫！

猴疳方。此胎毒湿热，从肛门或阴囊边红晕烂起，渐至皮肤，不结靥，不治必烂死。

生姜四两，鳗鱼一斤，共煮烂，取浓汁涂之。次用贝母灰存性二钱五分，牛黄、冰片各一钱，共研细末敷之。如复发，用棉花油一斤，大枫子肉、蛇床子、乳香、没药共四两，青黛一两。五味研细浸油内，青布盖口，以青钱压之，数日后，以鹅翎蘸油涂之。再用鳗骨灰君，牛黄，冰片各少许，共为末，敷之愈。

儿服末药。

人中白煅　胡黄连　青黛各五分　辰砂三分　甘草二分　人参一分

共为末，蜜调服之。

乳母服药。

当归　黄连　金银花　桔梗　连翘　川芎　甘草　山栀　薄荷各等分

水煎服。以上三方，马铭鞠传。

张守为幼郎，患痨疳，嗜食易饥，腹如蜘蛛，过数日一泻，泻则无度，面目黧黑，指节中亦几无剩肉矣。其母亦病，诊脉紧数，骨蒸劳热，大渴引饮，淋闭，自产后已然。马铭鞠曰：儿病实母病也。用麦门冬、枇杷叶、怀生地、白芍药、青蒿、鳖甲之属以治母；用干蟾为君，加犀角、羚羊角、白芙蓉花、牛黄，每用分许，日入鸡肝内，饭上蒸服以治儿；再用滑石、白扁豆、白茯苓、车前子、山楂肉、五谷虫等分为末，拌人乳晒干七次，略入砂仁末，陈皮汤丸弹子大，日进两丸。不二十日，子母俱痊。二方绝无药气，故儿喜吃之。

华叔蟾乃郎慢脾风，五六日愈。愈甫三四日，即纵恣饮食，连浴两宵，复痰壅沉迷，面目俱浮，胸腹肿满，呕吐，乳食不进，角弓反张，二便交秘。有欲进以牛黄丸者。马铭鞠曰：下咽死矣。此病后虚证也，然参且勿用。用麦门冬三钱，枇杷叶三片，贝母二钱五分，桑白皮一钱五分，杏仁一钱，藿香一钱，新鲜大糖球一枚，苍术用人乳汁炒三次，八分，橘红一钱二分，加灯心煎，临服入姜汁。逾时小便随利，腹即宽而诸证悉退，尽剂竟愈。以此知婴儿病后不可不慎。即此儿半年后，下午连食冷鸭子二枚，午间又纵恣饮食，更余病发，上不吐，下不泻，胸腹胀满，目闭气喘，身热，按其胸腹则双手来护。马曰：食也。鸭子黄闭气，得水则化，今尚在胃口。急索大枣数枚，煎汤，入砂仁钱许以通其气。儿渴，饮碗许，气渐通，目开，手足亦渐流动。再煎饮之，夜半，吐泻交作，次日勿药而愈。

万中丞涵台患痰症，合琥珀丸，不用弃去。马铭鞠曰：此幼科绝胜药也。开缄，而琥珀清香之气，触鼻入脑，光莹可爱。取之，凡遇慢惊，所投神验。兼治小儿一切虚证。如华虚舟五郎，尪甚善哭，周岁中，每哭即气绝，绝而苏，一饭时许矣；至三岁外，其病日深，哭而绝，绝而苏，甚至经时。初或一月一发，半月一发，后则频发。有日再发者，投以此药，人参圆眼汤下数丸，遂瘥。

琥珀丸方

琥珀三钱　天竺黄二钱　人参三钱　茯神二钱　粉甘草三钱　朱砂一钱五分　山药一两　胆星二钱　莲肉三钱　炼蜜丸，朱砂为衣。每服一钱。

庄敛之艰嗣，辛酉幸举一子，未及三月，乳妇不善抚养，盛暑中拥衾令卧，忽患丹毒，遍游四肢，渐延腹背。敛之仓皇来告，予曰：儿方数月，奈何苦之以药。急以犀角，绞鲜梨汁磨服。敛之问故，予曰：犀角能解心热，而梨汁更能豁痰，且味甘，则儿易服。别疏一方，用荆芥穗二钱半，鼠粘子二钱，怀生地四钱，牡丹皮一钱五分，玄参三钱，栝蒌根三钱，薄荷叶一钱，竹叶百片，麦门冬去心，四钱，生甘草三钱，连翘三钱，贝母去心，三钱，生蒲黄二钱。令煎与乳妇服之，乳汁即汤液矣。敛之依法治之，一日夜，赤者渐淡。再越日，丹尽退。后卒以乳妇不戒，患惊风而殇。

稀痘神方

金银花为末。糖调，不住服，有效。顾骧宇传。

又方江右朱以功传神方也。赤豆小饭赤豆　黑豆　绿豆　粉草各一两

为细末，用竹筒削去皮，两头留节，一头凿一孔，以药末入筒中，用杉木砧塞紧，黄蜡封固，外以小绳系之，投入腊月厕中，满一月，即取出，洗净风干。每药一两，配腊月梅花片三钱和匀；若得雪中梅花片落地者，不着人手以针刺取者更妙。如急用，入纸封套内略烘即干。儿大者用一钱，小者用五分，俱以霜后丝瓜藤上小藤丝煎汤调，空腹服，汤宜多服。服后忌荤腥十二日，解出黑粪为验。一次可稀，三次不出。每年服一次。

又方。娄江王相公传甚效。

菟丝子半斤，好酒浸二宿，煮干，去皮　黑玄参四两

为极细末，炼蜜丸如弹子大。每空心白汤调化一丸，日二次。

又方　加生地黄、麦门冬各四钱，犀角末一两。

又方　兔脑不去骨　兔肚不去粪　琐琐葡萄五钱　白葡萄五钱

共炙，蜜丸。每一钱，白汤下。此侯少芝方。

又方　丁见源比部传。

用白牛虱数百枚，焙燥和糖，令儿服之。服数次，

有红点发出，此毒解之候也。不效，再服。先头面，次心坎，次腰肚，次四肢，以渐见点，痘必稀白。牛惟江北多，虱藏牛耳中，不多得。须多服方效。

痘症有二：一曰血热毒盛；一曰气虚毒盛。气虚者，可以徐补。血热毒甚者，势必亟，一发热便口渴，面赤，气喘，狂躁，谵语，此其证也。一见点即宜凉血解毒，急磨犀角汁多饮之，十可疗四五，稍迟难救矣。又有血热兼气虚者，初发先服凉血解毒之剂，五六朝后，可以并力补气助浆。唯初时不早凉血，则毒不解，毒不解延至六七朝，势必以参、芪助浆，浆必不来，反滋毒火。又有血热毒盛似气虚者，初热放点，神思昏乱，足冷，痘色白如水窠，唯有唇肿，口渴，辨其火症，医者反以气虚治之，十无一生。

孙生东宿疗郑黄门子血热毒盛，初起急以犀角地黄汤疗之，不效，至用白芍药八钱，一泄毒解，徐补收功。家弟玄箸一发热即谵语，唇肿，齿黑，痘欲出不出，医者以为发斑伤寒也。延仲淳、施季泉不至。予曰：事急矣。以生地八钱，白芍药五钱，黄芩、黄连各二钱，稍加发药。日三剂，势稍定，痘渐次出。医者曰：尔时宜发痘，奈何以凉剂遏之？予曰：解毒即所以发也。未几，季泉至，以予言为然，第减地黄、芍药之半，复于助浆中兼清凉之剂，九十朝浆足，卒伤一目。仲淳曰：使子之言尽行，则目亦可不眇矣。靥后方大便，此真血热症也。

松江黄绮云疗徐氏儿痘，儿幼，遇冬月痘不起，炽炭围炉，抱儿火边，以酒浆挹火，火气薰儿，痘立起。

又有痘而腰痛者，一医以人参芦三两煎汤饮之，一吐痘起，痛寻解。叩其故，曰：毒在下部，提之则上升而毒散矣。大抵痘家利吐，吐中便有散毒之义。

施季泉曰：凡成婚，或破阳后，出痘而腰痛者，可疗。童子而腰痛，是先天之水不足也，不治。惊痘易治者，以毒由心经出，故轻，非因恐吓成惊，反易治也。其言甚有味，故存之。施君讳一中，住良渚，去杭州塘栖二十五里。

顾叔夏次郎，八岁出痘，而先腰痛，予断以不治。果殇[①]。附。

一小儿初痘，血热甚。黄绮云用怀生地三两，浓煎顿饮。其痘紫色立转红。

臧玉涵次郎，年十六，因新婚兼酒食，忽感痘。诸医以为不可治。施季泉至，八日浆清，寒战咬牙，谵语，神思恍惚。诸医皆欲以保元汤大剂补之，季泉以为不然。改用犀角地黄汤，得脱痂，后忽呕吐，大便燥结，淹延一年，群医束手，告急仲淳。仲淳视其舌多裂纹，曰：必当时未曾解阳明之热，故有是症。命以石膏一两，人参一两，麦门冬五钱，枇杷叶、橘红、竹沥、童便为佐。一剂即安。再进二剂，膈间如冷物隔定，父母俱谓必毙。仲淳曰：不妨，当以参汤投之。服两许，即思粥食，晚得大便，夙疾顿瘳。

治痘喘。

取白花地丁，以水煎服，止喘甚神。

① 顾叔夏……果殇：原无，据崇祯本、道光本补入。

治火痘毒盛遇火令。施季泉传。

白花地丁滤汁，和淡白酒浆，少服之立解。

治痘泄。

长儿痘，初热即泄，日十数行，见痘泄不止，时医以脾胃药止之，愈甚。施季泉曰：是在不治，予强之。曰：止泄不难。发药中加黄连二钱，黄芩一钱。一剂泄止，予喜甚。施君曰：非也，毒火太炽故泄，初泄时即以解利药乘热导之，或可望生，今迟矣。过四日即欲解毒，无及矣，坐视七日死。

臧玉涵幼儿，甫半周，身热一日即见痘。郡有专门知名者，延治之。云：树小花多，顶平脚塌根窠薄，百死一生之症也。五朝固辞去，药以保元汤为主，拟六朝多用人参加附子。疑虑间，施季泉忽至，曰：此险症。且诫云：必发痒异常，须看守严密。药用凉剂，与前治大别。七朝大发痒，作泻一日夜二十余行，或药水，或乳，或汤饮，俱倾注不变色，举家谓必无幸矣。季泉怡然自若。因强之用参，必不许，药内加炒黑黄连，泻止。十三朝复发痒，口渴唇燥，舌生白苔，又加炒黄连，白苔去，到底不用参。十九朝，季泉别。又诫曰：慎防痘疔、口疳。疔之发也，必在脑后枕骨间，当以收口膏药贴之，禁用掺药。口疳惟君家人中白散为妙。不数日发疔，口生疳如其言，治之辄效。季泉口授一家传秘方，治痘后余毒如神。

人参　白茯苓　金银花　犀角各三钱　甘草一钱五分　羚羊角一钱　珍珠八分

蜜丸。每服一钱，日二服。

一小儿痘泄，诸医以升涩之剂投之，不效。黄绮云至，以白芍药约三两余，酒炒，一剂即止。此脾虚有热故也。

治痘虚寒将行浆时作泄。若系火热泄者，不可用。

莲肉炒，去心　一味为末，每末一两，加云南鸦片五分，研匀。儿大者用末五分，儿小者三分，白汤调下，立止。虚痒或虚烦躁不止，亦如之。

于中甫长郎痘，患血热兼气虚，先服解毒药，后毒尽作泄，日数次不止，痘平陷矣。仲淳以真鸦片五厘，加炒莲肉末五分，米饮调饮之，泄立止。王宇泰继以人参二两，黄芪三两，鹿茸三钱，煎服。补其元气，浆顿足。盖以先服解毒药，已多无余毒矣，故可补而无余证。

存之孙女痘后泄，以鸦片如法饮之不止。仲淳更以糯米、莲肉作糜，一瓯立愈。

一老医有孙，痘已脱痂，少腹胀，小水不通。众医以为痘后余毒，以利水解毒药投之愈胀。老医忽悟曰：痘后无实证，土坚则水清，脾虚下陷故也。用后方一服，立效。人参一两，大枣五枚，生姜五片。

治痘后脾虚作泄，老人患此更效。

黄芪四两　人参四两　肉豆蔻二两　五味子四两　山茱萸肉四两　莲肉六两　白扁豆四两　白术三两

为细末，枣肉捣膏和丸如弹子大。每用一丸，姜汤磨化下。

一小儿痘已脱痂，初无他苦。一医视其目精无神带白，曰：不可为已。逾日亡。

治痘痂艰脱。血热又兼血虚，故艰脱也。尚宜保养，俟脱尽乃可见风。

人参一钱五分　白芍药酒炒，三钱　甘草炙，一钱　麦门冬去心，五钱　五味子六钱　怀生地四钱　金银花四钱

水煎，饥时服。

痘毒非元气壮实者，不可外治，大忌围敷药，戒之。

痘疳神效方。

雄黄牛粪尖烧灰存性，为末。每一钱，加冰片二分，研细，吹患处，立愈。

治痘后翻瘢。不拘上下部，肿烂淋漓者俱效。

象牙末三钱　真珠末三钱　白僵蚕二钱，炒　孩儿茶一钱五分

为极细末，以济宁胭脂调敷，毒水如注，渐渐收口。

防痘伤目方。吴季泉传自王府。

雌雄槟榔二枚，每枚用清水，粗碗上磨一百转，随将痘儿目闭者，以口津润开，用鸭毛蘸槟榔水拖眼梢三四次，其痘痂即落，永不伤目。

又方　用真济宁油胭脂涂眼腔周遭三四次，永不伤目，试之累验。

治痘后病目，兼治血热病目，而脾胃壮实者。

天门冬四两　麦门冬四两　枸杞子四两　甘草一两　生地黄八两　五味子二两五钱　甘菊花三两　玄参三两　地骨皮二两　白蒺藜炒去刺，五两　谷精草三两　木贼草三两　密蒙花二两　草决明二两　女贞实同黑豆九蒸九晒，六两　槐角四两　羚羊角三两

蜜丸。

梁溪一女子，痘后目痛，上白翳，不见物，服二十剂全愈。仲淳立。

谷精草二钱　草决明炒研，一钱五分　川黄连酒炒，一钱五分　怀生地二钱　川芎八分　甘草六分　白蒺藜炒研，一钱　柴胡七分　甘菊花二钱　石菖蒲一钱　木贼草一钱五分　玄参一钱五分　连翘一钱　麦门冬二钱

## 痧疹论并治法

痧疹者，手太阴肺、足阳明胃二经之火热，发而为病者也。小儿居多，大人亦时有之。殆时气瘟疫之类欤。其证类多咳嗽多嚏，眼中如泪，多泄泻，多痰，多热，多渴，多烦闷；甚则躁乱咽痛，唇焦神昏，是其候也。治法当以清凉发散为主。药用辛寒、甘寒、苦寒以升发之。惟忌酸收，最宜辛散。误施温补，祸不旋踵。辛散如芥穗、干葛、西河柳、石膏、麻黄、鼠粘子。清凉如玄参，栝蒌根、薄荷、竹叶、青黛。甘寒如麦门冬、生甘草、蔗浆。苦寒如黄芩、黄连、黄柏、贝母、连翘。皆应用之药也。量证轻重，制剂大小，中病则已，毋太过焉。

## 痧疹续论

痧疹乃肺胃热邪所致。初发时必咳嗽，宜清热透毒，不得止嗽。疹后咳嗽，但用贝母、栝蒌根、甘草、麦门冬、苦梗、玄参、薄荷，以清余热，消痰壅则自愈，慎勿用五味子等收敛之剂。多喘，喘者热邪壅于肺

故也，慎勿用定喘药，惟应大剂竹叶石膏汤加西河柳两许，玄参、薄荷各二钱。如冬天寒甚，痧毒为寒气郁于内不得透出者，加蜜酒炒麻黄一剂立止。凡热势甚者，即用白虎汤加西河柳，忌用升麻，服之必喘。多泄泻，慎勿止泻，惟用黄连、升麻、干葛、甘草，则泻自止。疹家不忌泻，泻则阳明之邪热得解，是亦表里分消之义也。痧后泄泻及便脓血，皆由热邪内陷故也。大忌止涩，惟宜升散，仍用升麻、干葛、白芍药、甘草、白扁豆、黄连。便脓血则加滑石末，必自愈。痧后牙疳最危，外用雄黄牛粪尖煅存性，研极细，加真片脑一分，研匀吹之；内用连翘、荆芥穗、玄参、干葛、升麻、黄连、甘草、生地黄，水煎，加生犀角汁二三十匙调服。缓则不可救药。痧后元气不复，脾胃虚弱，宜用白芍药、炙甘草为君；莲肉、白扁豆、山药、青黛、麦门冬、龙眼肉为臣。多服必渐强，慎勿轻用参、术。痧后生疮不已，余热未尽故也。宜用金银花、连翘、荆芥穗、玄参、甘草、怀生地、鳖虱、胡麻、黄连、木通，浓煎饮之良。

痧疹不宜依证施治，惟当治本。本者，手太阴、足阳明二经之邪热也。解其邪热，则诸证自退矣。

治痧疹发不出，喘嗽，烦闷，躁乱。

西河柳叶，风干，为细末。水调四钱，顿服，立定。此神秘方也。砂糖调服，兼可治疹后痢。去岁铭鞠救吴少海子及其侄，汤水不入矣，逐口强灌之而生。今岁张守为长郎初婚亦危矣，治之亦愈。皆仲淳法也。

又方，仲淳立。

蝉退一钱　鼠粘子炒研，一钱五分　荆芥穗一钱　玄参二钱　甘草一钱　麦门冬去心，三钱　干葛一钱五分　薄荷叶一钱　知母蜜炙，一钱　西河柳五钱　竹叶三十片

甚者，加石膏五钱，冬米一撮。又方加三黄。

贺知忍少子病痧疹，家人不知，尚以肉饭与之。仲淳适至，惊曰：此痧症之极重者，何易视之？遂以西河柳两许，杂以玄参三钱，知母五钱，贝母三钱，麦门冬两许，石膏两半，竹叶七十片。二剂而痧尽现，遍体皆赤；连进四剂，薄暮矣。知忍曰：儿今无恙乎？仲淳曰：痧虽出尽，烦躁不止，尚不可保。再以石膏三两，知母一两，麦门冬三两，加黄芩、黄连、黄柏各五钱，西河柳一两，竹叶二百片。浓煎饮之，烦躁遂定而瘥。

冬月痧疹，因寒不得发透，喘渴闷乱，烦躁不定。用麻黄去节，汤泡过，以蜜酒拌炒，加一钱或七八分于治痧药中，一服立透。药用干葛、麦门冬、贝母、前胡、荆芥、玄参、西河柳、甘草、知母。

治痧后下积滞。仲淳立。

川黄连酒炒，一两　升麻七分　干葛八钱　甘草四钱　黄芩八钱　白芍药酒炒，八钱　滑石如法，一两

怀山药粉和丸。白汤吞三五钱。

治痧后口疮。

雄黄牛粪尖一个，火煅过研细　明矾五分　冰片一分五厘　皮硝一钱　白硼砂三钱　铜青三分，能作痛，可去之

研细，以鹅翎管吹入患处。

治痧后疟。仲淳立。

鳖甲如法，二钱　山楂肉三钱　橘红二钱五分　贝母三钱

竹叶五十片　炙甘草七分　麦门冬去心，三钱　知母一钱二分　白茯苓二钱　干葛一钱五分　柴胡一钱　如不渴，去知母。渴甚，加石膏五钱。

顾鸣六乃郎，禀赋素弱，年数岁，患脾虚证，饮食绝不沾唇，父母强之，终日不满稀粥半盂，形体倍削，鸣六深以为忧。予为之疏一丸方，以人参为君，茯苓、山药、橘红、白芍药、莲肉、扁豆为佐。更定一加味集灵膏相间服之。百日后，饮食顿加，半年肌体丰满。世人徒知香燥温补为治脾虚之法，而不知甘寒滋润益阴之有益于脾也。治病全在活法，不宜拘滞[①]。附。

## 肿　　毒

疗疽一切肿毒神方。仲淳立，屡试神验。

生甘菊连根打碎，一两五钱　紫花地丁五钱　甘草水炙，三钱　鼠粘子炒研，一钱五分　栝蒌根二钱　贝母去心，三钱　金银花五钱　白芷一钱五分　怀生地三钱　白芨三钱　连翘二钱五分　加五爪龙五钱，即茜草

先用夏枯草六两，河水六碗，煎三大碗，去渣，入前药，煎一碗，不拘时服。溃后，加盐水炒黄芪五钱，麦门冬五钱，五味子一钱。

## 秘传治痈疽诀

凡未发疽，大热作渴及愈后作渴，大小便秘，神昏，作呕，不食，不知痛，全犯者不治，腰痛者不治。

① 顾鸣六乃郎……不宜拘滞：原无，据崇祯本、道光本补入。

清便自调，神思清爽，能食，知痛，不呕，夜能睡，微发热易治。

痈疽发热，作渴，不知痛，用黄芪君，麦门冬上，五味中，甘草下，煎汤服。大小便秘，用大黄下之。毒气攻心，神昏，作呕不食，用护心托里散：绿豆粉上，朱砂中，乳香下，俱为极细末，和匀。每服三钱，白滚汤下。



围阴症疮疡。外势平而不起，色黑黯，其痛沉在肉里者，用此。

红药子四两　白及一两五钱　白蔹一两五钱　乳香六钱　没药六钱　朱砂三钱　雄黄三钱　麝香一钱　冰片一钱　黑狗下颏一个，煅存性　豌豆粉一两

各另研为极细末，和匀，以醋蜜调敷，四围以极滚热醋蘸润，兼可服。

围阳症疮疡。外势高肿散大，色红甚者带紫，但发亮鲜明，发热，大小便不利，用此。

大同碱以桑皮绵纸衬滚汤淋下，十分　加桑灰淋汁三分，下朱砂　雄黄　乳香　没药　冰片　白及　白蔹　蟾酥俱中　麝香　牛黄俱下　明矾上　五倍子　大黄上上

各药另研为细末，待汁冷，和匀，入上好小口磁器罐中，口上用铅套套上，外以黄蜡封好，令固密听用。

灸痈疽药饼

夜明砂五钱　月经布灰存性，一钱　麝香三分　冰片三分　乳香一钱　没药一钱　明矾研细，一钱五分　雄黄一钱

荞麦面拌匀做薄饼，放疽头上，加大炷艾火灸之。先令病者吃些米饮及托里等汤药。每灸至百壮，痛者灸

至不痛，不痛者灸至痛，但得一爆，其疮立愈。元气弱者停一会再灸，镇日夜灸方好。

治发背及肿毒围药。

腾黄二钱五分，研细　五倍子末二两

米醋调，敷围。

治发背神方。

一法：但用败龟板一味，去肋涂黄蜡，炙透，内服外敷。锡山保安寺僧秘诀也。有奇效。马铭鞠传。

又方　血竭一钱　雄黄一钱　没药五分　麝香五厘

研细末，用绵纸为捻，长一尺二寸，将药四五分，以真麻油润，燃着灯头，令病人避风处端坐，执捻者离疮四五分，自外而内徐徐照之，疮上微微觉热，即心神快爽，不可太过，恐伤好肉。初用三条，每日加一条，渐加七条；势消，每日减一条，直薰至红肿消尽为度。可贴太乙膏加琥珀，薰一次，随用敷药，日日如此。薰时将猪蹄汤掠去油，用新羊毛笔润汤，将敷药洗净始熏，熏罢用后敷药：车前子连根叶、豨莶草、金银花、五爪龙俱用鲜者。各等分，捣烂，加多年陈小粉，调敷四围红肿处，中留一孔，恐出脓。如疮口大，用葱叶滚水泡批开，去内涎水，拍熟贴之。如疮口久不合，恐流脓水，再以药敷之。

太乙膏方，玄参、白芷、生地、甘草、当归、血余多、大黄多。

治背毒初起。由于郁者，远志一味可治。

远志肉甘草汁煮去骨，五钱　甘草一钱五分　甘菊花叶一两，鲜　贝母三钱　鲜忍冬藤五钱　紫花地丁五钱，鲜　连

翘一钱　白及三钱

托里败毒散

绵黄芪盐水炒，三钱，或五钱，或八钱，或一两　甘草节水炙，二钱，可加至四五钱　赤芍药二钱　金银花三钱　茜草江西出，细如灯心者佳，三钱　何首乌鲜者，五钱　真白僵蚕炙研，六分　白及二钱五分　皂角刺一钱　贝母去心，二钱　栝蒌根三钱　穿山甲土炒研，一钱　鼠粘子炒研，一钱　蝉退去翅爪，一钱

先用夏枯草五两，河水五大碗，煎三碗，入前药同煎，至一碗，不拘时服。阴证去后五味，加人参三钱，麦门冬五钱。

溃后服药。

人参三钱　麦门冬五钱　绵黄芪蜜炒，五钱或一两　甘草炙，二钱　五味子蜜蒸，一钱　白芍药酒炒，三钱　金银花三钱　山药三钱，炒

水二钟，煎一钟。难得收口，加肉桂。胃气弱，加生姜三五片，大枣三枚。

痈疽溃疡，忌术。肿疡，忌当归。

替针散

茧壳一个，煅存性，为末，酒调下。不可多服。

去烂肉方

用巴豆炒烟起，焦黑为度，碾极细末，敷上。去旧生新。

长肉方

用无人见处自死竹，蘸菜油烧，滴下油，用磁碟盛之。搽上即生肉，神验。

护膜矾蜡丸

白矾明亮者，研，二两　黄蜡一两，熔化提起，待稍冷，入矾末，不住手搅匀，加蜜五六钱，和匀

众手丸如梧子大。蜡冷不能丸，以滚汤烊之便软。朱砂为衣。每二十丸，渐加至三四十丸，白汤或酒吞。此药护膜，防毒气内攻，未破即内消，已破即便合。一日之中，服百粒方有功。终始服过半斤，必万全。病愈后，服之尤佳。

又方　白矾生研末，四两　真黄蜡二两半

加炼蜜七八钱，朱砂研如飞面，水飞如法，六钱，搅匀，急须众手为丸如梧子大。每四钱，白酒吞。

治痈疽，对口疔疮，发背一切无名恶肿毒。方名无敌大将军。

桑柴灰将柴另烧，取其炭火，置一大缸内，待其自化成白灰，取一斗，绵纸衬入淘箩内，清滚水淋下汁，磁缸盛贮，淋至汁味不苦涩咸则止，将汁入磁碗中，重汤烊浓如稀糊为度　茄杆烧灰淋制如前法，用一斗　矿灰即石灰，须柴烧者佳，一斗，淋汁如前法　三味熬调和匀，名三仙膏。亦可点痈疽之稍轻者。再和城水熬膏一两，加入后开细药，则成全方。每三仙膏五两，真正自收蟾酥三钱五分，酒化令匀，梅花冰片二钱，真正牛黄一钱，珍珠二钱，三味俱研如飞面，透明雄黄二钱，明矾三钱，朱砂一钱五分，白硼砂二钱，八味另研如飞面方妙。真麝香须用当门子，即麝香最上乘者，一钱，碾匀，铜青一钱五分，硇砂二分五厘，火硝三钱，轻粉二钱，乳香二钱，打碎，人乳浸烂，研匀，没药一钱五分，制法同前。

各药研细末，和匀，再碾数千下，将前膏加入，搅

得极匀，入磁罐内，罐须小口者妙，以乌金纸塞口，封以好黄蜡，勿令一毫气走。每遇毒，取少许涂其顶，干则以米醋和蜜少许润之。其毒黑血或毒水爆出，即时松解。切忌不可着在好肉上。或用荞麦面调。若系疔疮，加铁锈黄一分，研如面和入。多涂其正顶，信宿，其根烂出。内服紫金锭一锭，须内府者方效。若系痈疽等症，别服蜡矾丸及托里解毒之剂，此药有夺命之功，难以尽述。倘一时无许多好药，即制半料，亦救人无算矣。

治疔丸

蟾酥三钱　冰片一钱　麝香七分　真白僵蚕一钱五分　明矾三钱　牛黄一钱　朱砂一钱五分

黄白占溶成油，须令软，冷定加前药末和丸如麻子大。每七分，葱头白酒吞下，取汗。汗后即以半枝莲为君，连翘上、赤芍药、甘草、白及、白蔹、金银花俱中、紫花地丁五钱，生甘菊二两，河水二钟，煎一钟。下大黄，随病势加之，一滚即起，服后必行。然须察病人，胃气壮者可用。行后方用败毒托里之药调理之，可不死矣。大抵治疔毒在急，急则毒气未走。若走黄多不可治。走黄后发狂咬人，便能发疔。汗下时其秽气触人，亦能发疔。宜谨避之。看疮疡疔毒须饮酒，以麻油涂鼻。

治疔膏。金太初传，神验。

以透明松香、沥青各五钱，麻子肉二钱，如冬季加五分。三味大青石上以铁锤锤细，锤至前药粘在锤上，拈起如清水一般为度。又加飞丹一钱，再锤数百下，取收小磁杯内。如遇初起疔毒，以新青布照疔疮一般大小摊膏药贴之，痛即止。少顷，毒水渐渐流尽，疔根如灯心一条拔出，仍用原旧膏贴上，至重者再换一膏药，全痊矣。摊膏药小磁杯，隔汤炖化，竹箸摊膏，约一文钱厚。

疔毒神验方

用陈年露天铁锈，碾如飞面，将金银簪脚挑破毒处一孔，纳铁锈末于内，仍将皮盖好。少顷，黑水流尽，中有白丝如细线，慢慢抽尽，此疔根也，尽即立愈。

又方　用甘菊花并根叶捣汁，以酒下之，立消。

顾圣符幼弟患髭疔，医者先用火针围药，肿胀至目与鼻俱隐入肉，牙关紧急。马铭鞠用患者耳垢、齿垢，刮手足指甲屑，和匀如豆大，放茶匙内，灯火上炙少许，取作丸，令洗净围药，将银簪挑开疔头，抹入，外用绵纸一层，津湿覆之，痛立止。半日肿半消，目可开。次日，服仙方活命饮二剂愈。此法兼可治红丝疔。长洲华承溪，指节间患之，得此而痊。又云：可治面白疔，未试也。此方传自道人。

顾博士伯钦内人，左耳患疔，时方孕。仲淳先以白药子末，鸡子清调涂腹上护胎；次以夏枯草、甘菊、贝母、忍冬、地丁之属，大剂饮之。一服痛止，疔立拔，胎亦无恙。白药子疗马病者也。

治耳边发肿连太阳，腮齿俱痛不可忍。

大黄一两　青木香三钱　姜黄三钱　槟榔三钱

为末，醋蜜调匀，贴患处，中留一孔出气。

治乳蛾。

芒硝研细，一钱五分　胆矾八分　雄黄八分　明矾八分俱研细，和匀，吹入喉中。

又方　用蛤蚆草即土牛膝，叶如荔枝。捣汁，灌鼻内。右蛾灌左鼻内，左蛾灌右，一吐而愈。或急不及药，以针或芦管刺喉，令出黑血；复以蜒蚰加乌梅少许捣烂，取乱发裹箸上，涂前药，搅患处，去其腻痰则愈矣。蜒蚰不能卒办，梅雨时取制磁瓶内，封固，久而不坏。

缠喉风方即喉痹，仲淳试过有验。

明矾三钱　巴豆去壳，七粒

溶矾，入巴豆，烧至矾枯，去巴豆，研细。吹入喉中，流出热涎，立开。

治喉癣内热。

贝母去心，三钱　鼠粘子酒炒研，二钱　玄参二钱五分　射干二钱，不辣者是　甘草二钱五分　栝蒌根二钱　怀生地三钱　白僵蚕一钱，略炒研　连翘二钱　竹叶二十片

水二钟，煎八分，饥时服。

倪仲昭患喉癣，邑中治喉者遍矣。喉渐渐腐去，饮食用粉面之烂者，必仰口而咽，每咽泣数行下。马铭鞠曰：此非风火毒也，若少年曾患霉疮乎？曰：未也。父母曾患霉疮乎？曰：然。愈三年而得我。铭鞠以为此必误服升药之故。凡患此疮者，中寒凉轻粉之毒，毒发于身。升药之毒，毒发于愈后所生子女，毒深者且延及于孙若甥。倘不以治结毒之法治之，必死。以甘桔汤为君，少入山豆根、草龙胆、射干，每剂用土茯苓半斤，浓煎，送下牛黄二分。半月而痊，竟不用吹药。既而询之，云：父母病时果服丸药而痊，痊后曾口碎，非升药而何？今医家恬然用之，不晓其中毒之深，故特明

其说。

喉痹

雄黄　芒硝各一钱

研细，以鹅毛管吹少许，数吹立散。但待其肿甚而吹为妙。

又方　用半枝莲捣汁吃，立散。其渣须藏于家中，勿令见风。

吹喉方治双蛾、单蛾神效。

火硝一钱五分　官硼砂五分　片脑三厘，即冰片　雄黄一分，不用亦可

鹅管、芦管、银管共可盛吹前药，用三匙吹上喉，即吐痰涎愈。从鼻孔中吹入，亦效。

瘰疬丸方

贝母去心，二两　天花粉一两五钱　玄参一两五钱　甘草一两五钱　斑蝥占米炒去头足，听用　肥皂二斤，每一肥皂去核，入斑蝥四个，线缚蒸，取出，去斑蝥并肥皂皮筋，净肉十两

前药为末，共捣如泥，丸如梧子大。每服一钱，白滚汤吞。服后腹疼勿虑，此药力追毒之故。

又方　取过冬青即荔枝草，正名天明精，五六枝，同鲫鱼入锅煮熟，去草及鱼，食汁数次，即愈。

朱文学镳患疬，仲淳为灸肩井、肘尖两穴各数壮而愈。

治瘰疬。回燕膏，仲淳试之有效。

真芝麻油二斤　胎发四两，如无，以童男发洗净代之　穿山甲五钱　白矾飞过，一两　黄蜡四两　飞丹二两　松香六两　轻粉五钱研　乳香　没药各五钱，另研　燕窝泥朝北者，二两，

微炒　五灵脂淘净，五钱　麝香另研，五钱　密陀僧五钱

将穿山甲、五灵脂煎数沸，下胎发熬溶，滤去渣，称净熟油二十四两，仍入锅内，下白矾，煎二三沸。下黄蜡、黄丹，煎一沸，下松香、官粉六两，再煎一沸，下燕土，如沉香色，滴水成珠，住火，方下乳香、没药，搅匀。少顷，下轻粉，桃柳枝搅，温可入手，然后投麝香搅匀，水浸去火毒七日。用贴瘰疬，未破者软，已溃者干。内服夏枯草汤。

夏枯草汤

金银花五钱　夏枯草二两　柴胡七分　贝母二钱　土茯苓白色者，二两　鼠粘子一钱，微炒　鳖虱胡麻仁二钱，微炒　酸枣仁二钱　栝蒌仁二钱，略炒　陈皮一钱　皂角子一钱　白芍药酒炒，一钱　当归身二钱　粉甘草一钱　荆芥穗一钱　连翘一钱五分　何首乌五钱　漏芦二钱

水煎，食后服。

又方　夏枯草　蛇苗草　紫背天葵　紫花地丁　金银花　九龙草

或汁者汁，或末者末，俱要以好酒调服。

又方藻星膏，兼治鱼口，一切等疮。

巴豆一两，炒黄色，复以纸条点火烧之，候黑色用　海藻二钱，炒　昆布一钱，炒，产海中　天南星一钱，切碎，醋浸二日，炒　升麻五分　天花粉五分，炒

各为极细末，以香油和成稀膏，用文火熬，候烧干，入巴豆。下巴豆后，略熬退火。冬月加巴豆五钱，南星一钱。夏月减南星五分，加天花粉一钱。

治热疖。廖宪副梦衡传。

黄梅水时，取新出虾蟆黑而细者是。置瓶内，木盖口，蜡封，埋地下，久化成清水，取出蘸抹之，兼可治疔疽。

治对口疖。试之神效。

鲜茄蒂七个　鲜何首乌轻重等分

水二钟，煎八分。一服出脓，再服收口。

又方　金银花一两，净　木槿树根皮一两，切片

酒水各一碗煎。食后服。面上疔，加白芷一钱，蒲公英即直下根。和黄蚬打烂罨患处，以真麻布包之，三日立愈。

梁溪一女子，颏下发一硬块而不痛，有似石瘿。仲淳疏方服十剂全消。

贝母去心，三钱　连翘二钱　鼠粘子酒炒研，一钱五分　栝蒌根二钱　金银花五钱　何首乌去皮，竹刀切片，三钱　白及二钱　苍耳子研细，一钱五分　生甘菊五钱　青木香一钱五分　紫花地丁五钱

先用夏枯草五两，河水五碗，煎至三碗，去渣，纳前药，同煎至一碗。

敷药方

南星三两　海藻　昆布　槟榔　姜黄　白蔹　猪牙皂角各一两

细末，醋调敷。

梁溪一妇人生疖臂上，服此半日，立出血脓愈。

连翘二钱　白芷二钱　甘菊一两　紫花地丁五钱　白及二钱　粉甘草三钱　金银花五钱　生地三钱　地榆四钱　皂角刺一钱　栝蒌根二钱　茜草三钱　鼠粘子一钱

治肺痈。马铭鞠传。

其法：用百年芥菜卤，久窨地中者，数匙，立起。此卤嘉兴府城中大家多藏之，目击神效。

又方　鱼腥草水煮，不住口食之。治肺痈吐脓血，神方也。正名蕺菜。兼治鱼口。

又方　金丝荷叶捣汁，同生白酒数饮，立效。

乳癖乳痛方，神验。

用活鲫鱼一个　山药一段，如鱼长

同捣汁，敷乳上，以纸盖之，立愈。

乳癖方。张王屋屠后江孟修兄验过。

白芷一钱　雄鼠粪一钱

二种晒干为末，用好酒调服，必多饮，取一醺睡而愈。雄鼠粪，尖者是。

又方　顾文学又善内人，患左乳岩。仲淳立一方：夏枯草、蒲公英为君；金银花、漏芦为臣；贝母、橘叶、甘菊花、雄鼠粪、连翘、白芷、紫花地丁、山茨菇、炙甘草、栝蒌、茜根、陈皮、乳香、没药为佐使。另用夏枯草煎浓汁丸之，服斤许而消。三年后，右乳复患，用旧存余药服之，亦消。后以此方治数人，俱效。

里中妇沈姓者患乳疬，溃烂经年，不见脏腑者一膜尔。马铭鞠用鼠粪三钱，土楝树子三钱，经霜者佳，川楝不用，露蜂房三钱，俱煅存性，各取净末，和匀。每服三钱，酒下，间两日一服，痛即止，不数日脓尽收敛。此方传自江西贩糖客，因治祝氏喉症得之。

围药

白及研末，一两，水调，敷乳癖处，候干，再以水润，二三次愈。

会脓散。治腹中肿毒。

穿山甲炙　白僵蚕炒，去丝嘴　白芷各五钱　大黄二两　乳香　没药　五灵脂各五钱

为末。每服五钱，酒服。脓从大便出。幼者用三钱。

治胁痈。杜武服之，甚验。

金银花五钱　贝母二钱　皂角刺一钱五分　连翘一钱五分　穿山甲三钱　赤芍药三钱　白芷一钱五分　地榆五钱　甘草节一钱　当归二钱　夏枯草一两，煎汁，和药复煎　鼠粘子一钱五分　紫花地丁一两　生甘菊花根二两

捣汁，和药内服。

一人患肠痈，伛偻，痛不能伸。有道人教以饮纯黄犬血二碗，和白酒服。其人遂饮至四碗，次日下脓血尽而瘳。

治便毒。仲淳亲试之，甚验。加穿山甲同患处者二片，土炒，引经更妙。

棉地榆四两，白酒三碗，煎一碗，空心服，虽有脓者亦愈。

又方　全蝎　生矾　贯众等分，为末，空心调下[①]。

又方　棉地榆四两　粉甘草一两　金银花一两　白芷三钱　皂角刺二钱五分

水二钟，煎一钟。空心温服。

治下疳。



① 又方……空心调下：原无，据崇祯本、道光本补入。

仲淳治数友下疳，用黄柏、官粉、腻粉、杏仁、珠末、冰片敷之，无不愈者。后去腻粉、杏仁，加黄芩，更以小大蓟、地骨皮汤洗净敷之，效更良。

又方　蝉退七分　真白僵蚕紫苏叶包蜜炙，七个　杏仁七粒，去皮尖　芭蕉根五钱，捣烂　独核肥皂仁七粒　雪里红一把，打烂　土茯苓白色者，去皮，二两　白鲜皮一钱　牛膝二钱　黄柏一钱　木通七分　皂荚核七粒　薏苡仁二钱　连翘一钱　汉防己酒浸，六分　甘草节一钱　石斛三钱　柴胡六分　萆薢二钱　地骨皮二钱

水三大碗煎，不拘时，饥则服，日三服。气虚脾弱，加蜜炙黄芪三钱；血虚，加生地三钱。

又极秘神方治一切极痛下疳。仲淳屡用甚效。

鲜小蓟　鲜地骨皮各五两

煎浓汁浸之，不三四日即愈。

治蛀疳服药。

珍珠生研细　牙末　牛黄　冰片各一钱　真白僵蚕　皂角各二钱　滴乳石一两，研细如飞面

细末。每服九厘，土茯苓汤吞下，以干物压之。

蛀疳掺方

橄榄烧灰，研细末，掺上。

治痔疮出血过多。东垣名黑地黄丸。臧晋叔试之效。

生怀庆一斤，酒洗净，用水煮，连汁磨为末，重汤熬成膏，听用　茅山苍术一斤，切片，用真麻油浸一日夜，去油，晒干为末　北五味半斤，晒干为末　炒黑干姜净末，八钱

用黑枣肉半斤去皮，入前药捣丸。空心白汤，每服三钱。

治痔疮。归安陈汝良传。

用荔枝草，即天明精，一名地菘，煎汤洗，仍以草手搓软，塞患处。

治漏。

铅花四两，研如面　黄牛腮边合扇骨二两，酥炙燥，为末　雄猪前脚蹄二两，酥炙燥，为末　青黛二两　槐花二两　人中白煅过，五钱

将药总置阳城罐内，用铁油盏盐泥封好，置淘湿大米数粒于盏上，四面用火煅，以米熟为度。取出研细，炼蜜丸如梧子大。每五钱，空心、下午各进一服，淡盐汤吞。水白酒二杯，以猪蹄下酒，醋、紫苏略吃些亦可。

坐板疮方。丁右武亲验有效。

松香五钱，研细　雄黄一钱，研细　如湿痒加苍术三钱。

各末，和匀，以绵纸包裹捻成纸捻二条，腊月猪油浸透，点火烧着，取滴下油搽上，立效。

治臀痈。

一人患臀痈，用五爪龙连枝捣汁，酒漉服，日进四五次，脓从大便出，未成脓者内消。如有头，以渣敷上立效。治鱼口极效。

治下部火丹。马铭鞠传。

用蚕沙、山栀、黄连、黄芩、黄柏、大黄、寒水石，共末，水调敷上，立愈。切勿用芭蕉根。

又方　川黄连末，蜜和，鸡子清调敷。马铭鞠云：若遇抱头火丹，必砭去恶血方效。每用此法治人，其不肯砭者多误事。予家儿辈试之，甚验。

煎方　牛膝四钱　木瓜二钱　石斛三钱　生地五钱　连翘三钱　黄柏二钱　甘草一钱　金银花五钱　地榆三钱　茜草三钱　赤芍药二钱

水煎服。

治悬痈。一名鹳口疽，生在阴囊后谷道前，疗之不早，变为漏则难治矣。一仆试之，立消。

大粉甘草一斤，每根劈作四片或二片，用泉水二碗，轮流蘸炙，以水尽为度。切片。河水十碗，熬至一碗，空腹服尽即愈。此孙真人方。

谈公武患跨马痈，外势不肿，毒内攻，脓多，疮口甚小，突出如指大一块，触之痛不可忍。多饮寒剂，外敷凉药，毒内攻，胃气俱损。铭鞠尽去围药，洗净疮口，但用一膏药以护其风，用大剂黄芪、山药、怀生地、白芷、牛膝、米仁、金银花，杂以健脾药。十余剂，脓尽；再数剂，肉长突出者平矣。后服六味丸斤许，精神始复。

江都尹奉麓乃尊，毙于腿痈。其子九岁亦患之，就医弥月，势渐甚。铭鞠按之坚如石，幸儿气厚，可内消。用牛膝、薏苡、地榆、生地、鼠粘子、金银花、连翘、粉草，皆仲淳常用法也。初剂加利药微利之，即稍宽。过两剂加汗药微汗之，势益宽。至数剂，取穿山甲末五钱，半入煎，半调药送下。儿善饮，令儿一醉，自此顿消，半月地下行矣。初一医欲开刀，遇铭鞠中止。凡外科宜以开刀为戒。

梁溪一男子生疖膝下，楚甚。仲淳适至，即于席间作剂服之，饮酒数杯，疖立破，出鲜血愈。

连翘二钱　白芷二钱　粉甘草水炙，三钱　金银花五钱　牛膝三钱　怀生地三钱　地榆四钱　皂角刺一钱　鼠粘子酒炒研，一钱。

陆封公养质患腿痈，疡医用忍冬花、角刺、连翘、白芷、贝母、天花粉、陈皮、乳香、没药，治之不效。仲淳即前方加棉地榆、炙甘草、紫花地丁，服三四剂愈。

治鹤膝风。一人患此五年，敷药三日即愈。王心涵传。

乳香　没药各一钱五分　地骨皮三钱　无名异五钱　麝香一分

各为末，用车前草捣汁，入老酒少许，调敷患处。

臁疮方章宇泰传，六郎乳母试之，神效。

松香一两　轻粉三钱　乳香五钱　细茶五钱

四味共打成膏，先将葱头、花椒煎浓汤，薰洗净，用布摊膏，厚贴患处，以绢缚定，黄水流尽，烂肉生肌。

又方。曹和尚传。

松香四两　好韶粉二两

先将松香投入滚水中，一捞即起，另研如飞面，后加韶粉研匀，入真麻油，勿令太薄，调如极稠糊，用箸挑起，以不断丝为度，仍用极紧细松江布摊成膏，贴于疮上，将寸许阔壮绢条扎急，勿使泄气，一日收紧三次，三日一换膏药，半月必愈。

臁疮久不愈方。

黄占　白占　轻粉　韶粉

腊月猪板油、麻油各半，化匀，调和前药，用薄油纸摊贴疮上。血风疮久不结痂亦妙。入芝麻油、乳香更妙。

足指疔毒。

生甘菊一两五钱　紫花地丁八钱　金银花藤一两　穿山甲三片，土炒研细　木瓜二钱　牛膝五钱　薏苡一两　生地五钱　连翘三钱　白及三钱　夏枯草六两

李行甫患霉疮，俗呼广疮。误用水银、番硗等药搓五心，三日间舌烂、齿脱、喉溃，秽气满室，吐出腐肉如猪肝色，汤水不入，腹胀，二便不通。医皆谢去，独用治喉药吹喉，痰壅愈甚，痛难忍，几死。铭鞠按其腹不痛，虽胀满未坚，犹未及心，知水银毒入腹未深，法宜以铅收之。急用黑铅斤余，分作百余块，加大剂甘桔汤料，金银花、粉草各用四五两，水二三十碗，锅内浓煎，先取三四碗，入汤注中徐灌之，任其自流，逾时舌渐转动，口亦漱净，即令恣饮数盏。另取渣再煎，连前浓汁，频濯手足。次日二便去黑水无算，始安。方用吹口药及败毒托里药数剂而愈。后贾仆有颜孝者，亦患霉疮，误用水银薰条，其证亦如行甫，即以前法治之，次日立起。

治霉疮。

猪胰脂二两　金银花二钱　皂角刺一钱　芭蕉根一两　雪里红五钱　五加皮二钱　土茯苓白色者，二两　皂荚子七粒，打碎　独核肥皂仁七粒，切片　白僵蚕炙，七分　木瓜一钱　白鲜皮一钱　蝉退一钱

年久力衰者，加薏苡仁五钱，甘草节二钱，绵黄芪三钱，怀生地二钱，人参二钱。久不愈，加胡黄连三钱，胡麻仁二钱，全蝎七枚。水三大碗，煎一碗，不拘时，饥

则服。

又方　棉花子仁一味，研如泥，入细槐花末，和丸如绿豆大。每四钱，空心及饥时吞。

治结毒。

独核肥皂仁七粒　千里矮即雪里红，一两　皂荚子七粒　甘草节一钱五分　木瓜一钱五分　蝉退一钱　青木香一钱　土茯苓白色者，二两　绵黄芪盐水炒，三钱　白僵蚕蜜炙炒研，七分　鳖虱胡麻仁炒研，三钱　白芷一钱　何首乌三钱　金银花三钱　连翘一钱

水三大碗，煎一碗，不拘时，饥时服。

结毒丸方

钟乳石研如飞面，水飞，一两五钱　真牛黄研如飞面，三钱　珍珠研如飞面，四钱　猪牙皂角去皮膜，为极细末，七钱　桦皮灰存性，研如飞面，四钱　百草霜庄家锅底者佳，七钱

牛黄丸。神效。

牛黄真者，研细，三钱　象牙末三钱　白僵蚕二钱　红铅二钱　冰片五分　明矾二钱

极细末，炼蜜丸如麻子大，每服五分。土茯苓白色者，木槌打碎，三两，砂锅内煮汁吞丸药，空心上下午饥时，日三次。

洗方

五倍子四两　地骨皮四两　皮硝五钱　甘草二两　苦参四两　葱头十个

河水煎浓汤一锅，于无风处，乘热蘸，日浴三次。浴时先吃饱，或服煎药一帖。忌食茶、醋、牛肉、麸、河鲀、火酒。

掺方

粉霜一钱五分，甘草汁飞过　真冰片三分，另研

二味和匀，洗净掺上，立瘥。

浸酒方

防风　当归　羌活　白芷　白鲜皮　五加皮　苍术　牛膝各二两　荆芥　薏苡　蔓荆子　木瓜　白蒺藜去刺，各一两　生地黄三两　乌梢蛇出吴江尹山。方额者佳，一尾

好酒十斤，浸煮三炷香，卧时服。丸亦可。

治头面结毒。

蕲艾去筋膜，一两　川椒去核，八钱　麻黄去节，二钱　川芎二钱　猪头天灵盖火煅存性，五钱　白茯苓二两

极细末，蒸饼丸如绿豆大，饭后白汤送下，每服三钱。服后二三日疮口干燥不臭，是其效也。服至疮口平复方住。忌牛羊鱼腥、房欲。患久者，宜间服十全大补汤十数剂。川椒出桃花洞者佳，嚼半粒口辣不能言者真。每两价五分。

又治结毒方，兼治积年虚劳痰火，健脾进食。

极木，一名十大功劳，一名猫儿残俗呼光菰枥。黑子者是，红子者名枢木，亦可用。取其叶，或泡汤，或为末，不住服。

谭公亮患结毒，医用五宝丹饵之，三年不效。仲淳云：五宝丹非完方也。无红铅、灵柴不能奏功。时无红铅，姑以松脂、铅粉，麻油调敷，应手而减。公亮先用乔伯圭所赠乳香膏，止痛生肌甚捷，及用此二味，功效弥良。乃知方药中病，不在珍贵之剂也。

又方　银硃三钱　轻粉二钱　白占三钱　黄占三钱

用麻油三两，先将二占化匀，调前药末，摊成膏贴

之。戒房事必效。

凡父母正患霉疮时育儿，鲜有免者。其证浑身破烂，自顶至踵，两目外几无完肤，日夜号泣，或吐或泻，似疟似惊，变态百出。父母不知，见有他证，别作治疗，十无一生。治法以牛黄为君，稍加犀角、羚羊角、朱砂、冰、麝。和入土茯苓粉，生蜜调服，使儿日日利去恶毒。见有他证，随宜治之，母亦随宜用药，加以散毒剂，不住口服。其外，用大粉草、金银花为极细末二三升，破烂处洗净，大握敷之，半月后方易，神效敷药，再敷数日自愈。愈后一两月，当复发，再后两三月，当再复发，发渐轻，仍如法治之自愈。愈后或口角、眉角，或肛门，存二三余毒，不必治矣。其混身或癣或疮，忽聚忽散，敷之便愈。大抵年余，始得除根。若母不禁口，或儿渐大不能禁口，有延至二三年者，然不毙足矣。胎中之毒，彻骨入髓，焉能旦夕除哉？马铭鞠传。

升药五灵散。马铭鞠传。

胆矾治筋而滋肝，其色青，应东方木　辰砂养血而益心，其色赤，应南方火　雄黄长肉而补脾，其色黄，应中央土　明矾理脂膏而助肺，其色白，应西方金　磁石荣骨液而壮肾，其色黑，应北方水

此方见《焦氏笔乘》。喜其不用水银，制而用之，功效迟缓。后因加水银一两，与前五味等分和匀，入阳城罐内，打火三香取出，加敷药中，用之效如神。

神效敷药方。马铭鞠传。

夜合花白者良，阴干　象皮同黄砂炒，候软切片，再炒，候脆方研　降香炒研　乳香　没药各去汗　血竭　孩儿茶湿纸包煨　花蕊石　五倍子色带红者良，半生半煅，各一两　白占八钱

珍珠五钱　冰片一钱

各极细末，方入白占，研匀，最后入冰片。如欲去腐，每两加五灵散二钱。欲生肌，每两加前散三分或五分。如治痘后脓水淋漓、下疳等疮，只加一二分。治汤火伤，每两加丝绵灰二钱，剔牙松皮煅存性，五六钱，韶粉煅黄，五六钱，或干掺，或香油调，一切外症俱效。

## 附海上单方

里中有周七者，少年曾患毒左腋下，得一异方，用糯米炊饭，乘热入盐块夹葱管少许，捣极烂如膏，贴患处辄消。至中年，腰间忽生一毒，热如火，板硬，痛不可忍，伛偻跼蹐，自分必死，屡药不效，急思前方，如法贴之，未几，大便去粪如宿垢甚多，硬者渐软，数日而起。

# 杂　证

## 脑　漏

脑者诸阳之会，而为髓之海。其位高，其气清。忽下浊者，其变也。东垣云：上焦元气不足，则脑为之不满。经云：胆移热于脑为鼻渊。夫髓者至精之物，为水之属。脑者至阳之物，清气所居。今为浊气邪热所干，遂下臭浊之汁，是火能消物，脑有所伤也。治法先宜清肃上焦气道，继以镇坠心火，补养水源，此其大略耳。药多取夫辛凉者，辛为金而入肺，有清肃之义，故每用以引散上焦之邪，如薄荷、荆芥、甘菊、连翘、升麻、鼠粘、天麻之属。镇坠心火，补养水源，如犀角、人参、天冬、麦冬、五味、朱砂、甘草、山药、生地、茯苓、牡丹皮之属。然须兼理乎肺肝。盖鼻乃肺之窍，而为脑气宣通之路，又治乎上焦而行清肃之令。胆为春升少阳之气，与厥阴为表里，而上属于脑。戴人有云：胆与三焦寻火治。《内经》谓胆热所干，义亦明矣。理肺用桑皮、鼠粘、桔梗、二冬、花粉、竹沥。清肝胆以柴胡、白芍、羚羊、竹茹、枣仁、川芎。或者又谓世人多用辛温辛热之药取效。此义何居？盖辛热甘温，多能宣通发散，故病之微者，亦能奏效耳！此后治劫法，非不易常经，明者察之。

头风神方沈观颐中丞传自一道人，子仆妇患此，痛甚欲自缢，服二剂，数年不发。

土茯苓忌铁，四两　金银花三钱　蔓荆子一钱　玄参八分　防风一钱　明天麻一钱　辛夷花五分　川芎五分　黑豆四十九粒　灯心二十根　芽茶五钱

河水、井水各一钟半，煎一钟服。

治半边头痛。属火证者用之妙。

大黄末三分　黄芩末一钱

二味和生白酒一碗，顿热调匀，服之即愈。

又方　用芝麻炒热舂碎，乘热将好烧酒入磁器中，重汤热入芝麻，扎紧，只用一葱管孔插入磁瓶口内，引鼻吸其气。左则薰左，右亦如之。虚寒用烧酒，虚热用好米醋代之。内服对病方药。

## 郁　证

纪华山先生雅自负，数奇，更无子，时悒悒不快，

渐至痞胀，四年肌肉尽削，自分死矣。姑苏张涟水诊而戏之曰：公那须药，一第便当霍然。以当归六钱，韭菜子一两，香附童便炒八钱，下之。纪有难色，不得已，减其半。张曰：作二剂耶。一服，夜梦遗，举家恸哭。张拍案曰：吾正欲其通尔。仍以前半剂进，胸膈间若勇士猛力一拥，解黑粪数升，寻啜粥二碗。再明日，巾栉起见客矣。逾年，生一子，即表弟汝占也。

治筋骨疼甚，如来板状，痛不可忍者。李景渠中丞传。

将骡子修下蹄爪，烧灰存性，研末，或酒、白汤调服立愈。

痫症方名补心宁志丸。

天竺黄另研如面，五钱　沉香另研如面，三钱　天门冬去心，酒洗蒸，二两　白芍药酒炒，三两　白茯神去心，四两　远志肉甘草汁浸蒸，二两　麦门冬去心，二两　炙甘草六钱　旋覆花一两五钱　真苏子研，一两　香附醋浸，晒干，童便拌，瓦上炒，三两　半夏姜汁拌，以明矾末少许同浸，二两　皂角荚不蛀者，去黑皮，酥炒，去子，取末，二两

为末，和匀，怀山药粉糊丸如豌豆大，朱砂一两研如法为衣。每服三钱，用竹沥点汤下。

风癫病神方。

好生犀角四两，锉末，每用一两，加清水十碗，入砂锅内熬至一碗，滤净，再加水十碗，熬至二酒杯，加淡竹叶四两，水六碗，煎二碗，去渣，加犀角汁同服。尽四剂即愈。

治火上升，有痰留滞喉间，如有核上，法宜降气清火。

真苏子研，二钱　广橘红三钱　贝母三钱　栝蒌根三钱　白茯苓三钱　麦门冬五钱　白芍药三钱，酒炒　黑连翘一钱五分　黄柏蜜炙，一钱五分　五味子一钱，打碎

水煎，加竹沥服。

施灵修有一里人善酒，卧床褥者三年。灵修怜而索方于仲淳。仲淳亲诊之，知其酒病也。夫酒湿热之物，多饮者湿热之邪贯于阳明，湿热胜则下客于肾而为骨痿。昔人治痿病取阳明，以五味子为君，黄连为臣，麦门冬、干葛、白扁豆为佐，服之立起。

治血痞沉香丸。

沉香　血竭　辰砂各二钱五分　木香一钱三分　真麝香一钱三分　琥珀五分　当归尾二钱五分　牡丹皮二钱五分　延胡索一钱五分

为细末，用磁器煎甘草汤，打糯米糊为丸。凡气痛，酒磨，葱汤亦可。产后血块，酒磨服。

乌须神方

女贞实一斗，如法去皮。每斗用马料黑豆一斗，拣净，淘洗晒干，同蒸透，九蒸九晒。先将女贞实为末，加生姜自然汁三两，好川椒，去闭口者及蒂，为末，三两，同黑豆末和匀，蜜丸如梧子大。先食服四五钱，白汤或酒吞。

又方　将鳢肠草采鲜者二三十斤，捣汁，入九蒸九晒过女贞实末，再晒干，如前为丸亦佳。但服之腹痛作泄，不若姜汁椒末为佳。蒸女贞实先将上好老酒浸一宿，次日用黑豆蒸，如此者九，以其性寒故也。更服八珍丸以实根本。

又方旧传女贞实、旱莲草二方试之甚验，苦于腹痛作泄，仲淳再为更定凉血兼理脾。何首乌勿去皮，乌豆同牛膝蒸制如常法，最后用人乳浸蒸晒三四十次，赤白各二斤　女贞实酒拌，九蒸九晒，二斤　旱莲草熬膏，十二两　乌饭子膏即南竺枝子也，十二两　茅山术米泔浸蒸晒三次，去皮切片，十二两　真川椒红十二两，去白膜，闭口勿用　没石子十两

为细末，以旱莲草膏、乌饭子膏同炼蜜和丸如梧子大。每五钱，空心、饥时各一服，白汤吞。

碧霞丹治内障、外障、暴赤眼、眵泪、昏花、翳膜。

当归　没药各二钱　血竭　白丁香　硼砂　冰片　麝香各一钱　马牙硝　乳香各五分

俱极细末，北飞面更细三五倍，以川黄连去须切片三钱熬成膏子，和前药为丸如豆大，用铜绿一两五钱为衣。每用一丸，以新汲水半盏浸磁盒内，日洗五六次，一丸可洗七日。重者半月，轻者七日。迎风冷泪，三日见效。贺知忍传。

洗眼方。仲淳立，予亲试验。

皮硝一两　杏仁去皮尖　铜绿　明矾各三分　侧柏叶三钱　甘菊花三钱　桑白皮五钱

河水五碗，煎至二大碗，置铜盆内，洗眼及眉棱骨、两太阳，涕出即爽然矣。日夜不拘次数。一服冬可半月，夏十日。

牙痛方。邓定宇先生传。

经霜西瓜皮烧灰，敷患处牙缝内，立效。

擦牙散。章泰宇传。

石膏半斤，火煨熟　白蒺藜去刺，四两

为极细末，每日擦牙漱口。牙痛时频频擦之，立愈。

又方陈筠翁传自江阴，云旱莲草开红花者，与此地不类。旱莲草以青盐腌一二宿，晒干，为极细末，置磁罐内，擦牙，以沸汤漱口咽下。久久兼能乌须种子。

治胃火牙疼。

马蔺头叶，并放水沟内青苔，捣烂，以丝绵卷之。左齿痛塞左耳，右亦然。

治聋。王槐亭服之验。

白蒺藜炒去刺

为末，蜜丸，空心服。沈四明相公专服此方，延年益寿。

治耳中肿痛，或出水出脓。

金丝荷叶即名虎耳草。捣汁，滴入耳中。如有脓，可加枯矾末及干胭脂末各少许。

又方　用鲜薄荷叶同蜗牛捣汁，滴耳中，亦妙。

顾奉常女，臂患紫云风。仲淳用豨莶、苍耳、雄黄末之，醇漆为丸。或凝漆有毒，竞沮之。然竟以此药收功。制漆用生蟹黄搅和，可化作水入药。

豨莶丸　治烂风及风疹作痒，如神。

豨莶草取末，调吞，治瘫痪甚验。初时以人参、苏木等分熬膏，和酒吞，伤损皆除。曾有八十老人试过。五七九月采，近根处剥开，有小虫一条，能治小儿疳症。

解牛肉毒。

取虾蟆一只，置滚酒内数沸，去虾蟆，饮酒，一吐即愈。

又方，马铭鞠传。用甘菊花连根叶捣烂，和酒服，一两碗，立愈。

治疝气痛方。顾冲吾司马传，表兄李瀛洲试之，神验。

六味地黄丸古方　加北五味三两　肉桂二两，味甘者真　枸杞子去蒂，四两　车前子米泔浸蒸，三两

将糯米一斗炊饭，乘热下白酒药，并前药料和匀，如常制白酒法，三两日后，浆来，用上好镜面烧酒五十斤，连酒浆并糟入大瓮内，泥封固，一月开，去糟滤清，酒味甘香异常。空心或饥时随量饮，饮多不渴。

疝攻上作痛秘方。陈敬泉亲验。

牛蒡子根，有叶时用根叶，捣烂绞汁，和好酒服之，覆被出汗，永不发。

木肾方

用豆田中菟丝子草一名黄丝草，煎浓汤洗之，时以手搓之，随消。

治便红，或因酒毒发者。南昌邓思济传。

先用川黄连去须，切片，酒炒

细末，一服三钱，空心白酒调下。忌荤腥一日。服连末后，必腹痛，去血愈多，复用白芍药一两，白术五钱，甘草三钱，同炒，拣开。先用白芍药煎汤服，腹痛自止；后以白术、甘草同煎服，遂愈。

又一法：以粳米三分，糯米七分，煮粥，空腹服，遂愈。此无他，补胃气则阳明调，所以便红自除也。

肠风

黄芪蜜炙，三钱　白芍药酒炒，三钱　炙甘草一钱　麦门

冬去心，五钱　生地酒洗，四钱　当归酒洗，二钱　荆芥一钱，炒　白芷一钱　柴胡五分　地榆酒洗，三钱　人参一钱　五味子八分，去枯者，打碎，蜜蒸

河水二钟，煎八分，空腹饥时服。

治肠风。因饮酒过多得之者，效甚。

专服北五味，打碎，蜜蒸，为细末，蜜丸。每清晨服三钱，服至半年。因味酸甚，服后喉中觉吞酸，加熟地黄等分为丸。服久，肠风顿止。

治猘犬伤。

野葡萄根，捣汁，酒服。

治蜈蚣伤。

用旧竹箸，火中将头上烧黑，取下少许，研细，敷患处，立愈。

又方。马铭鞠传。一法：取蜒蛴涂上，其痛立止，屡试神验。

治蛇伤。

雄黄、雌黄等分，极细末。先以白芷磨菜油，调涂患处，以温火薰之，滴尽黄水为度，水出肿渐消。

又方　明矾　麝香

二味为末，掺上，以艾灸之，随灸随消。

又方　慎火草即墙头草，色绿极脆。捣汁，同酒饮；一面捣敷咬伤处，立愈。

一妇人于壁上取鸡翎卷耳，适蜈蚣生子在翎上，带入耳中，生小蜈蚣，穿脑内，且痛且痒，百药莫效。梦神人传一方，令炒鸡肉，热置一器内，留一小孔，盖上，令病者以耳受之，鸡气薰入，蜈蚣悉攒鸡肉上，其病立愈。

跌打秘方

用露天粪窖中砖瓦块多年者，或碗架浊水长流处砖瓦块，火煅红，研极细。跌打伤者，酒调服五分，立愈。未打服之可不痛。不宜多服，令人骨软。

金疮并跌打破损出血方

炼过云母粉，菜油调敷，立止痛，更不作脓。

金疮止血方

真番降香紫糖色者真，切如豆大，炒略焦，研，再炒　五味子一两

二味共研，敷上。

又方　旧毡帽檐，烧灰，敷上。旧网巾灰，亦好。

金石汤火跌损方

用花蕊石，旧家有用为几上小屏风者，取三钱，为极细末，真麻油调敷患处。当日者立愈，隔日敷之痛轻，易收口。亦治产后瘀血攻心血晕，神丹。

桃花散。治跌损、刀伤、狗咬、烂脚。

用陈年风化石灰一官升，锦纹大黄一两，焙燥研末，并石灰炒桃花色存性，真麻油调敷患处。当日敷之更妙。

火伤兼治汤泡方。

大松树皮　川大黄

二味等分，为细末，生桐油调敷，立愈。

又方　用大黄一味，为细末，砂糖调敷，立愈。

火烧烂神方。

将好煮酒一二瓮，入浴缸内，令患者浸酒中。极重不死。

又方　用鼠初生者，以真麻油浸之，入磁瓶内封

固。患者将油搽上痛处，即愈。

汤火神验方。佳方。

猪毛煅存性，研细末，加轻粉、白硼砂少许，麻油调和敷之，立效，无斑痕。

治水淹。出《说海》。

凡遇溺水者，视其心坎尚温，以圆器覆地，下置门一扇于上，令死者仰卧，以鸭血灌之口中，或大小便，出水即苏。

临杖预服药湖州司狱司内杖单神效。

胎元一个，煅存性　黑犬对前脚上边顶骨一副酥炙存性　川麻皮煅存性　麝香五分　乳香　没药各五钱

炼蜜丸如梧子大。每服三钱，酒吞。

杖后煎剂。

红花　红曲各一钱　延胡索　牛膝各三钱　牡丹皮　五灵脂　赤芍药　番降香各二钱　炙甘草七分　桃仁七分　肉桂五分

水酒煎。若伤重出虚汗，加参、芪。

杖丹。

风化石灰君　真番降香末上　半夏末上　黄芩　黄连　黄柏　大黄俱中

为细末，麻油调敷患处。

杖丹散血。

龙须草二两　大黄三两

二味为末，用麻油一斤，蒸大黄焦色，滤净去渣，加后药：

樟脑一两五钱　麝香四钱　冰片四钱　降香末一两　乳

香　没药各五钱　自然铜烧红醋淬九次，研细如烟，六钱

共熬成膏药，先划碎杖处，用软帛摊成膏，扎于杖处，蒸熟热韭菜熨之，黑血出尽愈。

杖丹长肉。

腊月猪油一斤　白占　黄占各二两　黄连四两

以猪油熬黄连转焦色，去渣，下占熬。敷上，帛扎紧，自愈。

汤洗。

用葱头煮烂，揩洗杖疮伤。

治杖夹神方。

狗胎封固煅，五分　远年粪缸内瓦片醋淬七次，二钱　雄黄一分　朱砂一分　木香五分　麝香三厘

细末和匀，用芊芊活最能活血，捣烂绞汁和丸，金箔为衣，酒磨下。

杖伤丸方。

乳香　没药　血竭　孩儿茶　自然铜煅　川木鳖　人中白　孩儿骨如无，以狗胎代之，倍加　地龙　土木鳖　无名异

为细末，炼蜜丸如梧子大。杖过，酒服百丸。

杖癣方。

水银五分　轻粉　乳香　象牙末各一钱　细茶二钱　木香五分　麝少许

为细末，鸡子、黄蜡、羊油调搽。

杖丹。

如遇打击，即将松香四两溶化，又将葱一握，捣入松香内，搅匀，摊一膏药贴患处，外以绵帛掩上扎定，

五六日愈。

又方朱南溪传。杖伤及跌磕者，用落得打草似孩儿菊，对节生枝。不拘多少，捣烂，酒服。如伏天杖伤出蛆，真麻油浇之立尽。

## 附海上单方

癫犬咬方

先用蓑衣草扎住患处两头，以众人热小便洗溺去血水；次用胡桃壳半个，以本人热粪装满盖患处，艾火灸七壮。如本人不欲大便，傍人者亦可。急取斑蝥七个，去头足并翅，酒洗，和湿糯米，铜杓内炒，米熟为度，随将二物研成细末，加六一散三两，分作七服。每清晨一服，白滚汤调下。本人头顶心必有红发一根，要不时寻觅拔去。

刘襟湖验过方。癫犬咬。

防风五钱　黑牵牛三钱　雄黄三钱　斑蝥一钱，占米炒　真麝香三分　锦纹大黄三钱

上为末，温滚水调下，空心每日服二钱。先将斑蝥去头翅足，一两，和白粘米半升，共炒，去斑蝥，食米二撮许，后服前药。其斑蝥即合入前药内，服一料后，斑蝥不可用。外加雄黄一钱，或蜜或米粉丸药，再服，即间二三日服亦可，每服三分。茄子茄地切，不可践食，即茄浆水亦须忌之；二三年后，不必忌也。此刘友自患癫犬咬，三日内即服此方，小便下血块有形，得以全愈。有一人患犬咬，六日服此方，小便下血块，竟似犬状，亦终不救矣。然刘友所伤，不曾破皮，或毒轻而

得愈，总不如前方历试历验。且犬咬之毒入心经，则以益元散为引经之药，甚为有理。山乡一时无处买药，多蓄斑蝥、预制益元散以救人，大是恩德。

治酒疸。

用苜蓿煎汤，渐饮之愈。

治刀疮。

化尸场取烧过人骨不化者更佳。研细末，敷刀疮患处，立愈。

治小儿疳症方。

用天南竺煎汤饮，神效。以上二方，俱冯权奇传。

治蛔结丸方。

胡黄连八钱　白芍药一两五钱　槟榔八钱　粉草五钱　广陈皮二两　肉豆蔻不油不蛀者，五钱　使君子肉五钱

为细末，白糖调服。

# 炮炙大法

海虞缪希雍仲淳甫定
延陵庄继光敛之甫校

按：雷公炮制法有十七：曰炮，曰爁，曰煿，曰炙，曰煨，曰炒，曰煅，曰炼，曰制，曰度，曰飞，曰伏，曰镑，曰摋，曰曬，曰曝，曰露是也。用者宜如法，各尽其宜。

## 水　　部

**雨水**　立春节雨水。梅雨水：芒种后逢壬为入梅，小暑后逢壬为出梅。液雨水：立冬后十日为入液，至小雪为出液，得雨谓之液雨。

**冬霜**　凡收霜以鸡羽扫之瓶中，密封阴处，久亦不坏。

**腊雪**　用净瓶收净雪，筑实，密封瓶口，置于阴室中，不见日色。春雪有虫，水亦便败，所以不收。

**神水**　五月五日午时有雨，急伐竹竿，中必有神水，沥取为药。

**半天河**　此竹篱头水及空树穴中水也。

**流水** 千里水、东流水，二水皆堪荡涤邪秽、煎煮汤液。劳水即扬泛水，张仲景谓之甘烂水。用流水二斗，置大盆中，以杓高扬之千万遍，有沸珠相逐，乃取煎药。盖水性本盐而体重，劳之则甘而轻，取其不助肾气而益脾胃也。虞抟《医学正传》云：甘烂水甘温而性柔，故烹伤寒阴证等药用之。顺流水性顺而下流，故治下焦腰膝之证及通利大小便之药用之。急流水，湍上峻急之水，其性急速而下达，故通二便，风痹之药用之。逆流水，洄澜之水，其性逆而倒上，故发吐痰饮之药用之也。

**井泉水** 反酌而倾曰倒流。出甃未放曰无根。无时初出曰新汲。将旦首汲曰井华。

**地浆** 此掘黄土地作坎，深三尺，以新汲水沃入搅浊，少顷，取清用之。

**热汤** 须百沸者佳。若半沸者，饮之反伤元气，作胀。

**生熟汤** 以新汲水、百沸汤合一盏，和匀，故曰生熟。今人谓之阴阳水。

**菊潭水** 山涧两岸，有天生甘菊花，其下流泉是也。

**浆水** 浆，酢也。炊粟米热，投冷水中，浸五六日，味酢，生白花，色类浆，故名。若浸至败者，害人。

**米泔水** 即淘米汁也。

**缫丝汤** 以磁瓶收，密封，埋净土地中，任经数年，久而愈妙。

## 火　部

**桑柴火**　凡一切补药诸膏，宜此火煎之。

**炭火**　栎炭火，宜煅炼一切金石药。烰炭火，宜烹煎焙炙百药丸散。

**芦火竹火**　宜煎一切滋补药。

凡服汤药，虽品物专精，修治如法，而煎药者卤莽造次，水火不良，火候失度，则药亦无功。观夫茶味之美恶，饭味之甘餲，皆系于水火烹饪之得失，即可推矣。是以煎药须用小心老成人，以深罐密封，新水活火，先武后文，如法服之，未有不效者。火用陈芦枯竹，取其不强，不损药力也。

**灯火**　凡灯惟胡麻油、苏子油燃者能明目治病。其诸鱼油、诸禽兽油、诸菜子油、棉花子油、桐油、豆油、石脑油，诸灯油皆能损目，亦不治病也。

## 土　部

**黄土**　三尺以上曰粪，三尺以下曰土。凡用当去上恶物，勿令入客水。

**东壁土**　此屋之东壁上土尔。当取东壁之东边，谓常先见日光，刮取用之。

**伏龙肝**　凡使勿误用灶下土。其伏龙肝是十年以来，灶额内火气积久，自结如赤色石中黄，其形貌八棱。取得后细研，以滑石水飞过两遍，令干，用熟绢裹，却取子时安于旧额内一伏时，重研了用。

**墨**　陈久而料精者入药，新而粗者不堪。

**百草霜** 此乃灶额及烟炉中墨烟也。其质轻细，故谓之霜。山庄人家者良。

**梁上尘** 须去烟火远，高堂殿上者，拂下筛用之。一云：凡用倒挂尘，烧令烟尽，筛取末入药。雷氏所说，似是梁上灰尘，今人不见用。

## 金 部

**金银铜铁** 凡使只可浑安在药中，借气生药力而已。勿入药服，能消人脂。

**赤铜屑** 即打铜落下屑也。或以红铜火煅水淬，亦自落下，以水淘净，用好酒入砂锅内，炒见火星，取研末用。

**自然铜** 生出铜处，方圆不定，色青黄如铜。凡使用甘草汤煮一伏时，至明漉出，摊令干，入臼中捣了，重筛过，以醋浸一宿，至明用六一混泥瓷盒子盛二升，文武火养三日夜，才干，用盖盖了，火煅两伏时，去土，研如粉用。凡修事五两，以醋两镒为度。今人只以火煅醋淬七次，研细水飞过用。一云：制后半年方可入药，否则杀人。

**铜青** 生熟铜皆有，青则铜之精华。大者即空绿，以次空青也。铜青则是铜器上绿色者，淘洗用之。近时人以醋制铜生绿，取收晒干货之。

**铅** 凡用以铁铫熔化，泻瓦上，滤去渣脚。如此数次收用。其黑锡灰，则以铅沙取黑灰。白锡灰不入药。

**铅霜** 以铅打成钱，穿成串，瓦盆盛生醋，以串横盆中，离醋三寸，仍以瓦盆覆之，置阴处，候生霜刷下，仍合住。

**铅丹**　即黄丹也。生铅一味火煅，研成细末，水飞过用。今货者多以盐消砂石杂之。凡用以水漂去消盐，飞去砂石，澄干，微火炒紫色，地上去火毒，入药。

**密陀僧**　凡使捣细安磁埚中，重纸袋盛柳蛀末焙之，次下东流水浸满，火煮一伏时，去柳末纸袋，取用。近人以煎银炉底代之，误矣。炉底能消炼一切衣帛，焉可服耶？如无真者，勿用。制狼毒。

**古文钱**　周秦汉五代者方可用。以火煅微红，淬醋中六七次用。入目者磨用，入散者用胡桃研成粉。

**铁**　畏磁石、火炭、皂荚、猪犬脂、乳香、朴硝、硇砂、盐卤、荔枝。制石亭脂毒。凡诸草木药皆忌铁器，而补肾药尤忌之，否则反消肝肾。

**铁锈**　此铁上赤衣也。刮下用。

## 石　部

**丹砂**　即朱砂也。有数种：硫砂如拳许大，或重一镒，有十四面，面如镜，若遇阴沉天雨，即镜面上有红浆汗出。有梅柏砂，如梅子许大，夜有光生，照见一室。有白庭砂，如帝珠子许大，面上有小星现。有神座砂，又有金座砂、玉座砂，不经丹灶，服之而自延寿命。次有辰锦砂、芙蓉砂、箭镞砂。以上有九种，皆可入药。用丹砂入药，只宜生用，慎勿升炼。一经火炼，饵之杀人。研须万遍，要若轻尘，以磁石吸去铁气。恶磁石。畏盐水、车前、石韦、皂荚、决明、瞿麦、南星、乌头、地榆、桑椹、紫河车、地丁、马鞭草、地骨皮、阴地厥、白附子。忌诸血。

**云母** 凡使色黄黑者，厚而顽。赤色者，经妇人手把者，并不中用。须要光莹如冰色者为上。凡修事一斤，先用小地胆草、紫背天葵、生甘草、地黄汁各一镒。干者细锉，湿者取汁了。于磁埚中，安云母于诸药了，下天池水三镒，著火煮，煮一日夜，水火勿令失度。其云母自然成碧玉浆在锅底，却以天池水猛投其中，将物搅之，浮如埚涎者即去之。如此三度，淘净了，取沉香一两捣作末，以天池水煎沉香汤三升已来，分为三度，再淘云母浆了，日中晒，任用之。泽泻为之使。恶徐长卿、羊血。畏鮀甲、矾石、东流水、百草上露、茅屋漏水。制汞。伏丹砂。

**石钟乳** 凡使勿用头粗厚并尾大者，为孔公石不用。色黑及经大火惊过，并久在地上收者，曾经药物制者，并不得用。须要鲜明薄而有光润者，似鹅翎管子为上，有长五六寸者。凡修事法，以五香水煮过一伏时，然后漉出，又别用甘草、紫背天葵汁渍，再煮一伏时。凡八两钟乳，用沉香、零陵、藿香、甘松、白茅等各一两，以水先煮过一度了。第二度方用甘草等，二味各二两，再煮了，漉出拭干，缓火烘之。然后入臼杵如粉，筛过，却入钵中，令有力少壮者三两人不住研，三日夜勿歇，然后用水飞澄了，以绢笼之，于日中晒令干。又入钵中研二万遍后，以磁盒子收贮用之。蛇床为之使。恶牡丹、玄石、牡蒙、人参、二术。忌羊血。畏紫石英、蘘草、韭实、独蒜、胡葱、胡荽、麦门冬、猫儿眼草。

**矾石**　生用解毒，煅用生肌。甘草为之使。恶牡蛎。畏麻黄、红心灰藋。

**芒硝**　水飞过，用五重纸滴去脚，于铛中干之，方入乳钵研如粉，任用。芒硝是朴硝中炼出形似麦芒者，号曰芒硝。火为之使。恶苦参、苦菜。畏女菀、杏仁、竹叶。

**滑石**　以刀刮去浮面黄者，研如粉，以牡丹皮同煮一伏时出，去牡丹皮，取滑石，却用东流水淘，飞去下脚七次，于日中晒干方用。白如凝脂，软滑者良。石韦为之使。恶曾青。制雄黄。

**赤石脂**　研如粉，新汲水飞过三度，晒干用。亦有火煅水飞者。恶大黄、松脂。畏芫花、豉汁。畏黄芩、大黄、官桂。

**白石英**　可煮汁用。张仲景只令㕮咀，不为细末。恶马目毒公。

**紫石英**　煮汁用，或火烧醋淬为末，敷毒。长石为之使。得茯苓、人参、芍药，主心中结气。得天雄、菖蒲，主霍乱。恶鮀甲、黄连、麦句姜。畏扁青、附子及酒。

**炉甘石**　以炭火煅红，童便淬七次，水洗净，研粉，水飞过，晒用。

**绿矾**　火煅通红，淬入米醋中，烘干，研如飞粉。畏醋。

**雄黄**　取透明色鲜红质嫩者，研如飞尘，水飞数次。畏南星、地黄、莴苣、地榆、黄芩、白芷、当归、地锦、苦参、五加皮、紫河车、五叶藤、鹅肠草、鹅不食草、圆桑叶、猬脂。

**石硫黄** 研如飞尘，用以杀虫行血。曾青、石亭脂为之使。畏细辛、朴硝、铁、醋、黑锡、猪肉、鸭汁、余甘子、桑灰、益母、天盐、车前、黄柏、石韦、荞麦、独帚、地骨皮、地榆、蛇床、蓖麻、菟丝、蚕沙、紫河、波棱、桑白皮、马鞭草。

**食盐** 凡盐多以矾、消、石灰之类杂之，入药须用水化，澄去脚滓，煎炼白色乃良。漏芦为之使。

**水银** 凡使草中取者，并旧朱漆中者，经别药制过者，在尸过者，半生半死者，俱勿用。在朱砂中产出者，其色微红。收得后，用葫芦收，免遗失。先以紫背天葵并夜交藤自然汁，二味同煮一伏时，其毒自退。若修十两，用前二味汁各七镒，和合煮足为度。畏磁石、砒石、黑铅、硫黄、大枣、蜀椒、紫河车、松脂、松叶、荷叶、谷精草、金星草、萱草、夏枯草、莨菪子、雁来红、马蹄香、独脚莲、水慈菇、瓦松、忍冬。

**水银粉** 凡水银一斤，用明矾、焰硝、皂矾、食盐各二两，同一处研，以不见汞星为度，用乌磁盆二个，以药铺盆内上用一盆合定，以盐泥、石膏、蜜、醋调封盆口，勿令泄气。下盆底用铁钉三脚支住四五寸高，用炭火先文后武蒸半日，次日冷定，轻轻取起，上盆则轻粉尽腾其上，以鹅翎扫下听用。此乃真正轻粉，生肌立效。市肆多搀寒水石、银母石、石膏，焉得有用乎？黄连、土茯苓、陈酱、黑铅、铁浆，可制其毒。

**戎盐** 即青盐。温水洗去尘土净，晒干入药。

**石膏** 雪白有墙壁者真，即市之寒水石也。石臼中捣成粉，以密物罗过，生甘草水飞过了，水澄令干，重研。用之作散者煅熟，入煎剂半生半熟。鸡子为之使。畏铁。恶莽草、巴豆、马目毒公。

**磁石** 欲验者，一斤磁石，四面只吸铁一斤者，此名延年沙；四面只吸得铁八两者，号曰续未石；四面只吸得五两已来者，号曰磁石。修事一斤，用五花皮一镒，地榆一镒，故绵十五两，三件并细剉，以槌于石上碎作二三十块子，将磁石于磁瓶中，下草药，以东流水煮三日夜，然后漉出拭干，以布裹之，向大石上再槌，令细了，却入乳钵中研细如尘，以水沉飞过了，又研如粉用之。柴胡为之使。杀铁毒、消金。恶牡丹、莽草。畏黄石脂。伏丹砂、养汞，去铜晕。

**阳起石** 用火煅透红，研极细如面。桑螵蛸为之使。恶泽泻、雷丸、菌桂、石葵、蛇蜕皮。畏菟丝子。忌羊血。

**玛瑙** 犬肉内煮之，火煅红，醋淬用。试玛瑙法，以砑木不热者为真。

**石灰** 凡使用醋浸一宿，漉出待干，下火煅，令腥秽之气出，用瓶盛著，密盖放冷，拭上灰令净，细研用。去锡晕。制三黄、硇砂、消石。

**砒霜** 凡使用小磁瓶子盛，后入紫背天葵、石龙芮二味，三件便下火煅，从巳至申，便用甘草水浸，从申至子，出拭干，入瓶盛，于火中煅，别研三万下用之。一法：每砒霜一两打碎，用明矾一两为末，盖砒上，贮罐中，入明火一煅，以枯矾为度。砒之悍气随烟而去，驻形于矾中者，庶几无大毒，用之不伤也。用砒霜即用矾霜是也，似简便。畏绿豆、冷水。青盐、鹤顶草、消石、蒜、水蓼、常山、益母、独帚、木律、菖蒲、三角酸、鹅不食草、波棱、莴苣皆能伏砒。

**礞石**　与火硝相半，入阳成罐封固，煅存性，研如飞尘，入药。得焰硝良。

**花乳石**　出陕华诸郡，色正黄，形之大小方圆无定。凡入丸散，以罐固济，顶火煅过，出火毒，研细水飞，晒干用。

**蓬砂**　即硼砂也。白如明矾者良，研如飞尘。畏知母、芸苔、紫苏、甑带、何首乌、鹅不食草。

## 草　部

**人参**　色微黄，皮薄，滋润明亮，阔而独株，味甘，回味不苦者良。去芦。茯苓、马蔺为之使。恶卤咸、溲疏。畏五灵脂。

**天门冬**　劈破去心用，柳木甑烧柳木柴蒸一伏时，洒酒令遍，更添火蒸，出曝。地黄、贝母、垣衣为之使。忌鲤鱼。畏曾青、浮萍。制雄黄、硇砂。

**麦门冬**　产杭州苋桥细白而皱者良。水洗去心，大抵一斤，须减去五六两。凡入汤液，或以水润去心，或以瓦焙乘热去心。若入丸散，须瓦焙熟，即于风中吹冷，如此三四次即易燥，且不损药力。或以汤浸捣膏，和药亦可。滋补药则以酒浸擂之。地黄、车前为之使。恶款冬、苦芙、苦瓠。畏苦参、青葙、木耳。伏石钟乳。

**甘草**　须去头尾尖处。头尾吐人。截作三寸长，劈破作六七片，以磁器盛之。用浸蒸，从巳至午，出曝干，或用清水蘸炙；或切片，用蜜水拌炒。如泻火，生用。术、苦参、干漆为之使。恶远志。忌猪肉。

**生地黄** 大如大指坚实者佳。酒洗晒干，以手擘之，有声为度。好酒拌匀，置磁瓮内包固，重汤煮一昼夜，胜于蒸者，名熟地黄。生者酒洗用。得酒、麦门冬、姜汁、缩砂良。恶贝母。畏芜荑。忌葱、蒜、萝卜、诸血。制地黄勿犯铜铁器，令人肾消，并白发。男损荣，女损卫也。

**菖蒲** 勿用泥菖、夏菖。其二件相似，如竹根鞭形，黑气秽味，腥不堪用。石上生者，根条嫩黄坚硬节稠，长一寸有九节者是真也。用铜刀刮上黄黑硬节皮一重了，用嫩桑枝条相拌蒸，出曝干。秦皮、秦艽为之使。恶麻黄、地胆。忌饴糖、羊血、铁器。

**黄连** 非真川黄连不效。折之中有孔，色如赤金者良。去须切片，分开粗细，各置姜汁拌透，用绵纸衬，先用山黄土炒干研细，再炒至将红，以连片隔纸放上炒干，再加姜汁，切不可用水。纸焦易新者，如是九次为度。赤痢用湿槐花拌炒上法，入痢药中。至于治本脏之火，则生用之。治肝胆之实火，则以猪胆汁浸炒。治肝胆之虚火，则以醋浸炒。治上焦之火，则以酒炒。治中焦之火，则以姜汁炒。治下焦之火，则以盐水或朴硝炒。治气分湿热之火，则以茱萸汤浸炒。治血分块中伏火，则以干漆水炒。诸法不独为之导引，盖辛热能制其苦寒，咸寒能制其燥性，在用者详酌之。黄芩、龙骨、理石为之使。忌猪肉。畏牛膝、款冬。恶冷水、菊花、玄参、白僵蚕、白鲜、芫花。

**胡黄连** 似干柳枝，心黑外黄，折之尘出如烟者真。忌恶同黄连。忌铁。

**菊花** 真者味甘色黄，单瓣光心。去蒂用。术、枸杞根、桑根白皮、青葙叶为之使。

**白术** 米泔浸，去油者，山黄土裹蒸晒九次，洗净去皮，切片晒干。防风、地榆为之使。忌桃、李、雀肉、菘菜、青鱼。

**苍术** 出茅山，细而带糖香味甘者真。米泔浸洗极净，刮去皮，拌黑豆蒸，又拌蜜酒蒸，又拌人乳透蒸，凡三次。蒸时须烘晒极干，气方透。忌同白术。

**菟丝子** 米泔淘洗极净，略晒，拣去稗草子，磨五六次，酒浸一宿，慢火煮干，木槌去壳。一法：用酒煮一昼夜，捣作饼，晒干，然后复研方细。一法：以白纸条同研方细。薯蓣、松脂为之使。得酒良。恶藿菌。

**牛膝** 酒浸蒸，曝干，形长二尺五寸已上者方佳。蜀地及怀庆产者良。恶萤火、龟甲、陆英。畏白前，忌牛肉。

**茺蔚子** 花红者良。忌铁。制三黄、砒石。

**柴胡** 凡使茎长软皮，赤黄髭须。出在平州平县，即今银州银县也。西畔生处，有白鹤绿鹤于此，翔处是柴胡香直上云间。若有过往，闻者皆气爽。此种治骨蒸，不入发表药。去髭并头。勿令犯火，立便无效也。半夏为之使。恶皂荚。畏女菀、藜芦。

**前胡** 切开白色者良。水洗，用竹刀刮去苍黑皮并髭土了，细锉，以甜竹沥浸令润，日中晒干用。使、恶、畏同柴胡。

**独活、羌活**　细锉，拌淫羊藿裛，二日后曝干，去淫羊藿用，免烦人心。此服食家治法。寻常去皮或焙用尔。蠡实为之使。

**升麻**　绿色者良。治滞下，用醋拌炒。

**车前子**　自收玄色者良。卖家多以葶苈子代充，不可不辨。使叶勿使蕊茎。入补益药中，用米泔淘净蒸。入利水，治泄泻药，炒为末用。常山为之使。

**木香**　形如枯骨，油重者良。忌见火。入煎药磨汁，内熟汤中服。若实大肠，宜面煨熟用。

**薯蓣**　补益药及脾胃中熟用，外科生用。切用铜刀。紫芝为之使。恶甘遂。

**萎蕤**　凡使勿用黄精并钩吻。二物相似，萎蕤上有须毛，茎斑，叶尖处有小黄点为不同。采得以竹刀刮去节皮，洗净，以蜜水浸一宿，蒸了，焙干用。畏卤咸。

**薏苡仁**　颗小，色青，味甘，用糯米炒，咬着粘人齿。凡一两以糯米一两同炒，令糯米熟，去糯米，取使。或以盐汤煮过亦得。一法：瀼汤泡三次，去油，蒸气，日干用。

**泽泻**　不油不蛀者良。细剉，酒浸一宿，漉出曝干用。一法：米泔浸，去毛蒸，或捣碎焙。畏海蛤、文蛤。忌铁。

**远志**　去心。若不去心，服之令人闷。去心了，用熟甘草汤浸一宿，漉出，曝干用之。得茯苓、龙骨、冬葵子良。畏真珠、飞廉、藜芦、齐蛤。

**龙胆草**　甘草汤中浸一宿，至明漉出，曝干用，勿空腹饵之，令人溺不禁。贯众、赤小豆为之使。恶地黄、防葵。

**细辛** 拣去双叶，服之害人。洗净去泥沙。曾青、草根为之使。忌生菜、狸肉。恶黄芪、狼毒、山茱萸。畏滑石、消石。

**石斛** 长而中实，味不苦者真。去头土了，用酒浸一宿，漉出，于日中曝干，却用酥蒸，从巳至酉，却徐徐焙干用。石斛锁涎涩丈夫元气。如斯修事，服满一镒，永不骨痛。暂使酒蒸用。服饵当如法。陆英为之使。恶凝水石、巴豆。畏雷丸。

**巴戟天** 去心，用枸杞子汤浸一宿，待稍软漉出，却用酒浸一伏时；又漉出，用菊花同熬，令焦黄，去菊花，用布拭令干用。今法惟以酒浸一宿，剉焙入药。若急用，只以温水浸软去心也。覆盆子为之使。恶雷丸、丹参、朝生。

**菴蕳子** 煮汁作饮，为末作散俱可。荆子、薏苡为之使。

**芎䓖** 形块重实，色白者良。白芷为之使。畏黄连。伏雌黄。

**刺蒺藜** 净拣择了，蒸从午至酉出，日干，于木臼中舂，令皮上刺尽，用酒拌，再蒸，从午至酉出，日干用。一法：炒研去刺为末，如入煎药，临时调服，不入汤煎。乌头为之使。

**沙苑蒺藜** 绿色，形如腰子，细而香，如天池茶者真，即同州多伪者。或炒或酒浆拌蒸，亦不入汤药。

**黄芪** 软如绵，直而细，中有菊心，味甘者良。补气药中蜜炙用，疮疡药中盐水炒用，俱去皮。茯苓为之使。恶白鲜、龟甲。

**肉苁蓉** 肥大者良。用清酒浸一宿，至明，以棕刷去上沙土浮甲尽，劈破中心，去白膜一重，如竹丝草样是。此偏隔人心前气不散，令人上气不出。凡使用先须酒浸并刷草了，却蒸，从午至酉出，又用酥炙得所。忌铁。

**防风** 实而润，头节坚者良。去芦，并叉头叉尾者。形弯者令人吐，勿用。畏萆薢。恶干姜、藜芦、白蔹、芫花。

**蒲黄** 自采者真，勿用松黄并黄蒿。其二件全似，只是味粗及吐人。凡欲使蒲黄，须隔三重纸焙令色黄，蒸半日，却焙令干，用之炒。行血生用，止血炒用。

**续断** 皱皮黄色，折之烟尘起者良。用酒浸一伏时，捶碎去筋，焙干用。地黄为之使。恶雷丸。

**漏芦** 枯黑如漆，味不苦酸者真。细锉，拌生甘草相对，蒸从巳至申，去甘草，拣净用。连翘为之使。

**天名精** 一名过冬青，即荔枝草，吴人又呼为天麻地菘。擂汁服。垣衣、地黄为之使。

**决明子** 炒研。芪实为之使。恶大麻子。

**丹参** 去芦。卖家多染色，须辨之。畏盐水。

**茜根** 勿用赤柳草根，真似茜根，只是滋味涩，不入药中用。若服，令人患内瘴眼，速服甘草水解之。凡使用铜刀于槐砧上剉，日干。勿犯铁并铅。畏鼠姑。制雄黄。

**五味子** 辽东者佳。去枯者，铜刀劈作两片，用蜜浸蒸，从巳至申，或晒或烘炒。苁蓉为之使。恶葳蕤。胜乌头。

**忍冬** 花四月，采藤叶不拘时，采俱阴干，不见日火。

**蛇床子** 凡使须用浓盐汁、百部煎浓汁，二味同浸三伏时，漉出日干，却用生地黄汁相拌蒸，从午至亥，日干用。恶牡丹、贝母、巴豆。伏硫黄。

**茵陈蒿** 须用叶有八角者。采得阴干，去根，细剉用。勿令犯火。山茵陈俗呼为帝钟茵陈，即八角也。伏硇砂。

**沙参** 去芦。白实味甘者良。恶防己。

**王不留行** 拌湿蒸之，从巳至未，以浆水浸一宿，焙干用。

**干姜** 马湖者良。微炒。若治产后血虚发热及止血俱炒黑；温中炮用；散寒邪、理肺气、止呕生用。秦椒为之使。恶黄芩、黄连、天鼠粪。杀半夏、南星、莨菪毒。

**生姜** 不宜使熟，宜捣绞汁，待药煎成倾入，方不失生字之义。如入药煎乃熟姜，非生姜矣。使、恶、杀同干姜。

**菒耳实** 蒸用，或炒熟，捣去刺用。忌猪肉、马肉、米泔。

**葛根** 雪白多粉者良。

**葛花** 消酒煎饮。

**栝蒌根** 雪白多粉者良。枸杞为之使，恶干姜。畏牛膝、干漆。

**栝蒌仁** 捣碎，用粗纸压去油。

**苦参** 先须用糯米浓泔汁浸一宿，上有腥秽气，并在水面上浮，并须重重淘过，即蒸从巳至申出，曝干细剉用之，不入汤药。玄参为之使。恶贝母、漏芦、菟丝子。伏汞、雌黄、焰硝。

**当归** 色白味甘者良。去尘并头尖硬处一分已来，洗净，酒浸一宿。若要破血，即使头一节硬实处；若要止痛止血，即用尾。若一概用，不如不使，服食无效，单使妙也。恶蔄茹、湿面。制雄黄。畏菖蒲、生姜、海藻、牡蒙。

**麻黄** 陈久者良。去节并沫，若不尽，服之令人闷。用夹刀剪去节并头，槐砧上用铜刀细剉，煎三四十沸，竹片掠去上沫尽，漉出熬干用之。厚朴、白薇为之使。恶辛夷、石韦。

**白芍药** 以竹刀刮去粗皮并头土了，剉之，将蜜水拌蒸，从巳至未，曝干用之。今人多以酒浸蒸切片，或用炒亦良。须丸，乌药、没药为之使。恶石斛、芒硝。

**赤芍药** 制度并使、恶，同白芍药。

**瞿麦** 只用蕊壳，不用茎叶。若一时使，即空心，令人气咽，小便不禁。凡欲用先须以堇竹沥浸一伏时，漉出，晒干用。牡丹、蘘草为之使。恶螵蛸。伏丹砂。

**玄参** 墨黑者良。用蒲草重重相隔，入甑蒸两伏时后，出干，勿令犯铜铁，饵之噎人喉，丧人目。拣去蒲草尽了用之。一法，用酒洗去尘土，切片，晒干用。恶黄芪、干姜、大枣、山茱萸。

**秦艽** 凡使秦并艽，须于脚文处认取。左文列为秦，即治疾。艽即发脚气。凡用秦，先以布拭上黄肉毛尽，然后用童便浸一宿，至明出，日干用。菖蒲为之使。畏牛乳。

**百合**　白花者良。酒拌蒸。

**知母**　皮黄肉白者良，于槐砧上细剉，焙干，木臼杵捣。一法：去毛蜜炙，勿令犯铁器。得黄柏及酒良。伏蓬砂、盐。

**贝母**　黄白轻松者良。先于柳木炭中炮令黄，劈破去内口鼻上有米许大者心一小颗，后拌糯米，于铫上同炒，待米黄熟，然后去米。取出其中有独颗团不作两片无皱者，号曰丹龙精，不入药用；若误服，令人筋脉不收，用黄精、小蓝汁合服，立愈。厚朴、白薇为之使。恶桃花。畏秦艽、莽草、矾石。

**白芷**　白色不蛀者良。当归为之使。恶旋覆花。制雄黄、硫黄。

**淫羊藿**　细剉，用羊脂相对拌炒过，待羊脂尽为度。每修事一斤，用羊脂四两为度也。薯蓣、紫芝为之使。得酒良。

**黄芩**　入肺经，用枯芩，去腐，酒浸切炒；入大肠或安胎等，俱用子芩，酒浸切炒。龙骨、山茱萸为之使。恶葱实。畏丹砂、牡丹、藜芦。

**狗脊**　凡修事，火燎去毛，细剉了，酒拌蒸，从巳至申出，曝干用。萆薢为之使。恶莎草、败酱。

**茅根**　洗净捣烂，勿用露根。

**紫菀**　用东流水淘洗令净，用蜜浸一宿，火上焙干用。凡修事，一两用蜜二分。款冬为之使。恶天雄、藁本、雷丸、远志、瞿麦。畏茵陈。

**紫草** 真者方佳。须用蜡水蒸之，待水干，取去头并两畔髭，细剉用。每修事，紫草一斤，用蜡三两，于铛中熔净，便投蜡水作汤用。

**通草** 即木通也。有紫、白二色，紫者皮厚味辛，白者皮薄味淡，二者皆能通利。

**藁本** 去芦，水洗切。恶蔄茹。畏青葙子。

**石韦** 背有黄毛，须拭极净，羊脂拌炒焦黄色。滑石、杏仁、射干为之使。得菖蒲良。制丹砂、矾石。

**萆薢** 其根细长浅白者真。酒浸一宿，焙干。忌铁。薏苡为之使。畏前胡、柴胡、牡蛎、大黄、葵根。

**土茯苓** 忌铁、茶。

**白薇** 用糯米泔汁浸一宿，至明取出，去髭了，于槐砧上细剉，蒸从巳至申出用。夏月浸二时许。恶黄芪、干姜、大枣、山茱萸、大黄、大戟、干漆。

**大青** 处处有之。三四月采茎阴干。

**艾叶** 产蕲州者良。入药用新，灸火用陈。苦酒、香附为之使。

**恶实** 一名鼠粘子，一名牛蒡子，一名大力子。用酒拌蒸，待上有薄白霜重出，却用布拭上，然后焙干，捣如粉用。

**水萍** 紫背浮萍，七月采之，拣净，以竹筛摊晒，下置水一盆映之，即易干也。

**王瓜** 根能吐下。子生用润心肺，治黄病；炒用治肺痿吐血、肠风泻血、赤白痢、反胃吐食。取汁制雄、汞。

**地榆** 切之如绵者良。酒洗。得发良。恶麦门冬。伏丹砂、雄黄、硫黄。

**大小蓟根** 消肿捣汁，止血烧灰存性。

**海藻** 凡使先须用生乌豆，并紫背天葵和海藻，三件同蒸一伏时，候日干用之。近人但洗净咸味，焙干用。反甘草。

**泽兰** 凡使先要别识雄雌，其形不同。大泽兰形叶皆圆，根青黄，能生血调气，与荣合。小泽兰迥别。采得后，看叶上斑，根须尖，茎方。此药能破血通久积。凡修事，大小泽兰须细剉之，用绢袋盛，悬于屋南畔角上，令干用。防己为之使。

**昆布** 凡使先用弊甑箪同煮，去咸味，焙细剉用。每修事一斤，用甑箪十个，用昆布细剉，二味各一处，下东流水，从巳至亥，水旋添勿令少。

**防己** 凡使勿使木条，以其木条已黄腥皮皱，上有丁足子不堪用。凡使防己，要心花纹黄色者，然后细剉，车前草根相对，同蒸半日后出晒，去车前草根，细剉用之。一法：用酒洗切。殷孽为之使。恶细辛。畏萆薢、女菀、卤咸。杀雄黄、硝石毒。

**天麻** 透明者良。天麻十两，用蒺藜子一镒，缓火熬焦熟后，便先安置天麻十两于瓶中，上用火熬过蒺藜子盖，内外便用三重纸盖并系，从巳至未时又出蒺藜子，再入熬炒，准前安天麻瓶内，用炒了蒺藜子于中依前盖，又隔一伏时后出。如此七遍，瓶盛出后，用布拭上气汗，用刀劈焙之，细剉单捣。一法：面裹煨透切。

**阿魏** 凡使各有讹伪，有三验。第一验，将半铢安于熟铜器中一宿，至明沾阿魏处，白如银汞，无赤色。第二验，将一铢置于五斟草自然汁中一夜，至明如鲜血色。第三验，将一铢安于柚树上，树立干，便是真。色黑者力微，黄溏者力上。凡使先于净钵中研如粉了，於热酒器上裛过，任入药用。

**香薷** 八九月开花，着穗时采之，去根留叶，阴干，勿令犯火。服至十两，一生不得食白山桃也。

**百部根** 去心皮，用酒浸一宿，漉出，焙干，细剉用。

**款冬花** 花未舒者良。去梗蒂，甘草水浸一时，晒干用。杏仁为之使。得紫菀良。恶玄参、皂荚、消石。畏贝母、麻黄、辛夷、黄芩、黄芪、连翘、青葙。

**红蓝花** 自种者真。得酒良。

**牡丹皮** 凡使采得后日干，用铜刀劈破，去骨了，细剉如大豆许，用清酒拌蒸，从巳至未出，日干用。润而厚者良。忌蒜、胡荽。伏砒。畏菟丝子、贝母、大黄。

**三棱** 去毛，米醋浸一日，切片炒，或煮熟焙干，入药乃良。

**青黛** 水飞去脚，缘中有石灰，入服饵药中，宜飞净用。一法：用青布浸汁代之。

**郁金** 色赤似姜黄蝉肚者良，须辨真假。磨汁临服入药。

**芦荟** 上有青竹纹斑，并光腻。微甘。勿便和众药捣。此药先捣成粉，待众药末出，然后入药中。

**延胡索** 产茅山溪陵涧，粒粒金黄色者良。醋煮切。

**肉豆蔻** 不油、不蛀、不皱皮者佳。糯米作粉，使热汤搜裹，豆蔻于煻灰中炮，待米团子焦黄熟，然后出，去米粉用。勿令犯铜铁。

**白豆蔻** 药煎成方炒研入，一二沸即起。入丸待诸药细末后方入，勿隔宿。

**砂仁** 略炒，吹去衣，研用。入汤、丸法同白豆蔻。得白檀香、豆蔻为使，入肺。得人参、益智为使，入脾。得黄柏、茯苓为使，入肾。得赤、白石脂为使，入大小肠。得诃子、白芜荑、鳖甲良。

**补骨脂** 即破故纸。形圆实色黑者良。此药性本太燥，每用酒浸一宿后，漉出，浮者去之，却用东流水浸三日夜，却蒸，从巳至申出，日干用。忌铁。得胡桃、胡麻良。恶甘草。忌诸血、芸薹。

**蓬莪茂** 凡使于砂盆中用醋磨令尽，然后于火畔吸令干，重筛过用。一法：火炮，醋浸煨，切。得酒醋良。

**白前** 用生甘草水浸一伏时后，漉出，去头须了，焙干，任入药中用。

**荠苨** 解百药毒。生捣汁服，或末煮，俱可。

**白药子** 末用。

**香附** 细者佳。去毛，以水洗净，拣去砂石，于石臼内捣去皮，用童便浸透，晒捣用。或以酒、醋、酥、盐水、姜汁浸，俱瓦上焙干。得芎䓖、苍术、醋、童子小便良。忌铁。

**鳢肠** 即旱莲草。性太寒，宜熬膏用，须日色中。

忌铁。

**使君子** 慢煨香熟用。或云七生七煨食亦良。忌饮热茶，犯之即泻。

**蒻草** 治肺热吐血有神。旧出婺州，今产宁州。

**附子** 底平，有九角，如铁色，一个重一两，即是气全堪用。修事十两，于文武火中炮令皴，折者去之，用刀刮上孕子，并去底尖，微细劈破，于屋下午地上掘一坑，可深一尺，安于中一宿，至明取出，焙干，用麸炒。欲炮者，灰火勿用杂木火，只用柳木最多。若阴制使，即生去尖皮底，薄切，用东流水并黑豆浸五日夜，然后漉出，于日中曝令干用。凡使须阴制去皮尖了，每十两用生乌豆五两，东流水六升。一云：此物性太烈，古方用火炮，不若用童便煮透尤良。地胆为之使。得蜀椒、食盐，下达命门。恶蜈蚣、豉汁。畏防风、甘草、人参、黄芪、绿豆、乌韭、童溲、犀角。

**半夏** 陈久者良。若修事四两，用捣了白芥子末二两，头醋六两，二味搅令浊，将半夏投中洗三遍用之。半夏上有巢涎，若洗不净，令人气逆，肝气怒满。若入治痰饮药，用白矾汤入姜汁浸透洗净用，无白星为度。造曲法：用半夏不拘多少，将滚汤泡过宿，捣烂。每一斗入生姜一斤，同捣之，作饼子，用干稻秆或粟麦杆盦之如盦曲法，干久用。射干、柴胡为之使。恶皂荚、海藻、饴糖、羊血。畏生姜、干姜、秦皮、龟甲、雄黄。

**大黄** 细切，内纹如水旋，斑紧。重锉，蒸从巳至未，晒干。又用蜡水蒸，从未至亥。如此蒸七度，却洒薄蜜水再蒸一伏时，其大黄擘如乌膏样，于日中晒干用之为妙。下药酒浸一时，煮二三沸即服。黄芩为之使。恶干漆。忌冷水。

**桔梗** 味苦而有心者良。凡使去头上尖硬二三分已来，并两畔附枝子，于槐砧上细剉，用百合水浸一伏时，漉出，缓火熬令干用。每修事四两，用生百合五分捣作膏，投于水中浸。一法：用米泔浸一宿，微焙用。节皮为之使。畏白及、龙胆、龙眼。忌猪肉。伏砒。

**草蒿** 即青蒿。叶细而香，自采佳，阴干。凡使唯中为妙，到膝即仰，到腰即俛。使子勿使叶，使根勿使茎。四件若同使，翻然成痼疾。采得叶不计多少，用童溺浸七日七夜后，漉出晒干。伏硫黄。

**旋覆花** 去裹花蕊壳皮并蒂，蒸从巳至午，晒干用。

**射干** 不辣者良。米泔水浸一宿，漉出，然后用堇竹叶煮，从午至亥，漉出，日干用之。

**常山** 如鸡骨者良。春使茎叶，夏秋冬使根。酒浸一宿，至明漉出，日干熬捣，少用。勿令老人、久病者服之，切忌。畏玉札。忌葱、菘菜。伏砒石。

**甘遂** 用生甘草汤、小荠苨自然汁，二味搅浸三日，其水如墨汁，更漉出，用东流水淘六七次，令水清为度，漉出，于土器中熬令脆用之。一法：面包煨熟，去面。瓜蒂为之使。恶远志。

**白蔹** 生取根，捣烂可傅痈肿。代赭为之使。

**白及** 水洗切。紫石英为之使。恶理石。畏杏仁、李核仁。

**贯众** 洗净，切片炒。藋菌、赤小豆为之使。伏石钟乳。

**何首乌** 冬至后采者良，入春则芽而中空矣。北人以赝种欺人，香气不能混也。临用勿去皮，以苦竹刀切，米泔浸经宿，同豆九蒸九晒，木杵臼捣之，勿犯铁器。茯苓为之使。忌葱、蒜、萝卜、诸血、无鳞鱼。

**威灵仙** 去芦，酒洗。忌茶、面汤。

**牵牛子** 即草金零。入水中淘，浮者去之，取沉者晒干拌酒，蒸从巳至未，晒干。临用舂去黑皮用之。黑者力速。磨取头末入药。得干姜、青木香良。

**蓖麻子** 形似巴豆，节节有黄黑斑点。凡使先须和皮用盐汤煮半日，去皮取子，研过用。忌炒豆。伏丹砂、粉霜。

**天南星** 陈久松白者良。滚汤明矾或姜汁拌和泡用。一用泡过者为末，入腊月黑牛胆中阴干用。蜀漆为之使。得火、牛胆良。恶莽草。畏附子、干姜、防风、生姜。伏雌黄、丹砂、焰硝。

**豨莶** 方赤茎者良。采叶阴干，醇酒拌，九蒸九晒。忌铁。

**苎根** 此物大能补阴而行滞血。方药以其目前贱物，多不用。

**白头翁** 花、子、茎、叶同。蠡实为之使。得酒良。

**芦根** 逆水生，并黄泡肥厚味甘者良。露根勿用。去须节并赤黄皮，用其汁，消痰开胃，下气除热，解一切食物、鱼虾、河鲀毒。

**马兜铃** 凡使采得后去叶并蔓了，用生绢袋盛，于东屋角畔悬，令干了，劈作片，取向里子，去革膜，并令净，用子。勿令去革膜不尽。用之并皮炒入药。

**仙茅** 刮上皮于槐砧上，用铜刀切豆许大，却用生稀布袋盛，于乌豆水中浸一宿，取出，用酒湿拌了，蒸从巳至亥，取出曝干。勿犯铁斑人须鬓。禁食牛乳及黑牛肉。

**刘寄奴** 凡使去梗，以布拭上薄壳皮令净，拌酒蒸，从巳至申出，曝干用之。茎、叶、花、子皆可用。

**骨碎补** 生江南，根着树石上。采得，用铜刀刮去上黄赤毛尽，便细切，用蜜拌令润，架柳甑蒸一日后出，曝干用。一法：去毛，细切后，用生蜜拌蒸，从巳至亥。

**连翘** 黑而闭口者良。去蒂根研。

**续随子** 凡用去壳取色白者，以纸包压去油，取霜用。

**山豆根** 或末，或研，或噙咽。

**白附子** 竹节者良。炮去皮。得火良。

**预知子** 去皮，研服。

**木贼草** 去节，童便浸一宿，焙干。

**蒲公草** 自采鲜者，入汤药煎，入丸末，敷疮毒捣烂用。

**谷精草** 土瓜为之使。忌铁。伏汞砂。

**夏枯草** 土瓜为之使。忌铁。伏汞砂。

**山慈菇根** 出浙江处州府遂昌县洪山地方。市中无真者。形光无毛。《本草》注中云有毛，误也。

**灯心草** 蒸熟，待干。折取中心白穰燃灯者，是为熟草；不蒸者，生干剥取为生草。入药用之最难研，以粳米粉浆染过，晒干研末，入水澄之，浮者是灯心也。晒干用。

**海金沙** 或丸，或散。沙及草俱可入药。

**萱草根** 晒干为末，或用水煎、酒煎研汁，皆可服。

**藿香** 自种者良。揉之如茯香气者真。薄荷香者非也。

**络石** 凡采得后，用粗布揩叶上茎蔓上毛了，用熟甘草水浸一伏时，出切，日干任用。杜仲、牡丹为之使。恶铁落。畏贝母、菖蒲。杀孽毒。

## 木 部

**桂** 凡使勿薄者，要紫色厚者，去上粗皮，取心中味辛者，使每斤大厚紫桂，只取得五两。取有味厚处生用。如末用，即重密熟绢并纸裹，勿令犯风。其州土只有桂草，原无桂心。用桂草煮丹阳木皮，遂成桂心。凡用即单捣用之。得人参、甘草、麦门冬、大黄、黄芩调中益气；得柴胡、紫石英、干地黄疗吐逆。忌生葱、石脂。

**桂枝** 即桂之枝条轻薄者。

**槐实** 凡采得后，去单子并五子者，只取两子三子者。凡使用铜槌槌之令破，用乌牛乳浸一宿，蒸过用。景天为之使。

**槐花** 未开时采收。陈久者良。入药拣净，酒浸微炒。若止血炒黑。

**枸杞根** 即地骨皮。凡使根掘得后，用东流水浸，以物刷上土了，待干，破去心，用热甘草汤浸一宿，然后焙干用。其根若似物命形状者上。春食叶，夏食子，秋食根并子也。制硫黄、丹砂。

**枸杞子** 去蒂及枯者，酒润一夜，捣烂入药。

**柏实** 去油者，酒拌蒸，另捣如泥，或蒸熟曝烈，舂簸取仁，炒研入药。瓜子、牡蛎、桂为之使。畏菊花、羊蹄、诸石及面曲。伏砒硝。

**柏叶** 向月令采之：春东、夏南、秋西、冬北。使、畏、伏同实。

**茯苓** 坚白者良。去皮捣为末，于水盆中搅三次，将浊浮者去之，是茯苓筋。若误服之，令人眼中瞳子并黑睛点小，兼盲目，切记。如飞澄净，晒干，人乳拌蒸用。赤茯苓则不必飞也。使、恶、畏、忌同茯神。

**茯神** 去皮木用。马蔺为之使。得甘草、防风、芍药、麦门冬、紫石英疗五脏。恶白蔹。畏地榆、秦艽、牡蒙、龟甲、雄黄。忌米醋及酸物。

**琥珀** 凡用红松脂石珀、水珀、花珀、物象珀、瑿珀、琥珀。红松脂如琥珀，只是浊太脆纹横。水珀多无红，色如浅黄，多粗皮皱。石珀如石重，色黄不堪用。花珀纹似新马尾松，心纹一路赤、一路黄。物象珀其内自有物命动，此使有神妙。瑿珀其珀是众珀之长，故号曰瑿珀。琥珀如血色，熟于布上拭，吸得芥子者真也。大率以轻而透明者为佳。入药中用水调侧柏子末，安于磁锅子中，安琥珀于末中了，下火煮，从巳至申，别有异光，别捣如粉，重筛用。一法：用细布包，内豆腐锅中煮之，然后灰火略煨过。入目制用，安心神生用。

**酸枣** 粒粒粗，勿碎皮者良。炒爆研细，入药如砂仁法。勿隔宿。恶防己。

**黄柏木** 即黄柏也。凡使用刀削上粗皮了，用生蜜水浸半日，漉出晒干，用蜜涂，文武火炙，炙令蜜尽为度。凡修事五两，用蜜三两。一法：用盐酒拌炒褐色。恶干漆。伏硫黄。

**楮实** 凡使采得后，用水浸三日，将物搅旋，投水浮者去之，晒干，用酒浸一伏时了，便蒸从巳至亥出，焙令干用之。

**松脂** 凡用以胡葱同煮二十沸，入冷水揉扯数十次，晒干用。

**降真香** 以番舶来者，色较红，香气甜而不辣，用之入药，殊胜。色深紫者不良。

**茗苦茶** 入清头目药，用苦茶；消食下气，用佳茗。

**南烛** 茎叶捣汁，渍米炊饭；子入涩精补益药用①。

**干漆** 火煅黑烟起尽，存性，研如飞尘。半夏为之使。畏鸡子、紫苏、杉木、漆姑草、蟹。忌油脂。

**五加皮** 五叶者是。剥皮去骨，阴干。远志为之使。畏玄参、蛇皮。

**蔓荆实** 凡使去蒂子下白膜一重，用酒浸一伏时后，蒸从巳至未出，晒用。一法：炒，捶碎用。恶乌

① 松脂……子入涩精补益药用：原脱，据崇祯本、道光本补入。

头、石膏。

**辛夷** 凡用去粗皮，拭上白赤毛了，去心，即以芭蕉水浸一宿，漉出，用浆水煮过，从巳至未出，焙干用。若治眼目中患，即一时去皮，用向里实者。芎藭为之使。恶五石脂。畏菖蒲、黄连、蒲黄、石膏、黄环。

**桑上寄生** 凡使在树上自然生独枝树是也。采得后，用铜刀和根枝茎细剉，阴干了用。忌火。

**杜仲** 极厚者良。削去粗皮，每一斤用酥一两，蜜三两，和涂，火炙，以尽为度。一法：用酒炒断丝，以渐取屑，方不焦。恶玄参、蛇蜕皮。

**女贞实** 按：《本草》女贞实与冬青似是而非也。女贞叶长四五寸，子黑。冬青叶团，子微红。俱霜后采，阴干，去粗皮，内更有细皮，实白色。酒拌黑豆，同蒸九次。

**枫香脂** 凡用以齑水煮二十沸，入冷水中，揉扯数十次，晒干用。

**蕤核** 凡使汤浸去皮尖，擘作两片，用芒硝、木通草二味，和蕤仁同煮一伏时后，漉出，去诸般药，取蕤仁研成膏，任加减入药中。使每修事四两，用芒硝一两，木通草七两。一法：去衣，绵纸包，研去油用。

**丁香** 凡使有雄雌，雄颗小，雌颗大，似榠枣核。方中多使雌力大，膏煎中用雄。若欲使雄，须去下盖乳子，发人背痈也。入煎药为末调入，或将好投入一二沸即倾。畏郁金。忌火。

**沉香** 凡使须要不枯，色黑润者良。如觜角硬重，沉于水下为上也；半沉者次也。入散中用，须候众药出，即入伴和用之；入煎磨汁。忌见火。

**乳香** 圆小光明者良。古方以灯心同研，或以糯米数粒同研，或以人指甲二三片同研，或以乳钵坐热水中乳之。云皆易细，总不如研细和入乳略蒸，再研匀，晒干，研如飞尘为妙。药将沉下，一二沸即起，勿多煮。

**没药** 透明者良。制同乳香法。

**金樱子** 熬膏服，或和药。霜降后采金樱子不拘多少，以粗器微捣，去毛刺净，复捣破去子，约有一斗，用水二斗煮之一饭时，漉起清汁。又入白水煮之，又漉起，又入白水煮。三次之后，其渣淡而无味，去之，止将净汁复以细密绢滤过，净锅熬之如饴乃止，收贮磁礴中，坐凉水内一宿用。服之大能固精。《良方》二仙丹，即此膏加入芡实粉。

**桑根白皮** 自采入土东行者，或竹刀或铜刀刮去黄粗皮，手析成丝，拌蜜，瓦上炙。根浮土上者杀人。桂心、续断、麻子为之使。忌铁器。

**桑叶** 煎汤、研汁、为末，俱可。经霜者另取，洗眼用。

**淡竹叶** 篁竹叶，别有用。

**竹沥** 用取新鲜篁竹，锯尺许，中留节，两头去节，劈两开，不拘多少，用砖二块架定，竹两头出砖二寸许，各以磁盘置于下，候沥滴其中，用烈火薰逼，则两头溅溅滴沥于盘中，竹将自燃，沥便尽矣。就将滴过沥竹为薪，又架新竹于砖上，如前烧逼，任取多少。淡竹、篁竹、苦竹、慈竹，惟四种各有沥堪用。姜汁为之使。

**竹皮茹** 取极鲜竹刮皮，磋去外硬青勿用。止淡竹、篁竹、苦竹堪用，余不入药。

**吴茱萸** 凡使先去叶核并杂物了，用大盆一口，使盐水洗一百转，自然无涎，日干，任入丸散中用。修事十两，用盐二两，研作末，投东流水四斗中，分作一百度洗，别有大效。若用醋煮，即先沸醋三十余沸，后入茱萸，待醋尽，晒干。每用十两，使醋一镒为度。蓼实为之使。恶丹参、消石、白垩。畏紫石英。

**槟榔** 凡使取外存坐稳心纹如流水，碎破内纹如锦纹者妙。半白半黑并心虚者，不入药用。凡使须别槟与榔。头圆身形矮毗者是榔，身形尖紫纹粗者是槟。槟力小，榔力大。欲使先以刀刮去底，细切。勿经火，恐无力效。若熟使，不如不用。

**栀子** 凡使勿用颗大者，号曰伏尸栀子，无力。须要如雀脑并须长有九路赤色者上。凡使先去皮须了，取九棱者，仁以甘草水浸一宿，漉出，焙干，捣晒，如赤金末用。大率治上焦、中焦连壳用；下焦去壳洗去黄浆炒用。治血病炒黑用。

**骐驎竭** 凡使勿用海母血，真似骐驎竭，只是味盐并腥气。骐驎竭味微盐甘，似栀子气是也。欲使先研作粉，重筛过，丸散膏中任使用，勿与众药同捣，化作飞尘也。得密陀僧良。

**龙脑香** 即冰片也。形似白松脂，作杉木气，明净者善。久经风日，或如雀屎者不佳。今人多以樟脑身打乱之，不可不辨也。云：合糯一作粳米炭、相思子贮之，则不耗。膏主耳聋。

**芜荑** 炒去壳，气嗅如信者真。

**枳壳** 凡使勿使枳实，缘性效不同。若使枳壳，取辛苦腥，并有隟油，能消一切瘴。要陈久年深者为上。用时先去瓤，以麸炒过，待麸黑焦遂出，用布拭上焦黑，然后单捣如粉用。产江右者良。

**枳实** 色黑，陈久者良。去穰，麸炒黄色。

**厚朴** 凡使要紫色有油，质厚者良。去粗皮，用酥炙过。每修一斤，用酥四两，炙了，细剉用。若汤饮下，使用自然姜汁八两，炙一升为度。干姜为之使。恶泽泻、消石、寒水石。忌豆。

**山茱萸** 凡使勿用雀儿酥，真似山茱萸，只是核八棱，不入药。用圆而红润肉厚者佳。酒拌，砂锅上蒸，去核了一斤，取肉皮用，只秤成四两已来。凡蒸药用柳木甑去水八九寸，水不泛上。余悉准此。蓼实为之使。恶桔梗、防风、防已。

**胡桐泪** 形似黄矾而坚实，有夹烂木者。木泪乃树脂流出者，其状如膏油。石泪乃脂入土石间者，其状成块，以其得卤斥之气，故入药为胜。伏砒石。

**猪苓** 用铜刀刮去粗皮一重，薄切，下东流水浸一夜，至明漉出，细切，蒸一日出，晒干用。一云：猪苓取其行湿，生用更佳。

**乌药** 连珠者良。洗净切。

**龙眼** 生者沸汤瀹过，食不动脾。

**安息香** 或烧薰，或末服。

**仙人杖** 此是笋欲成时立死者。色黑如漆，五六月收之。

**海桐皮** 酒浸服，亦可入煎。

**五倍子** 或生或炒，俱为末入药。

**大腹** 劈去垢黑，用温水洗净，再用黑豆汁洗，方可用。日干。此树鸩鸟多栖之，遗屎在皮上不净，恐有毒。今人用之不制，大误。

**天竺黄** 轻者真。伏粉霜。

**密蒙花** 凡使先拣令净，用酒浸一宿，漉出候干，却拌蜜令润，蒸从卯至酉出，日干。如此拌蒸三度，又却日干用。每修事一两，用酒八两浸，特色变，用蜜半两蒸为度。此原名水锦花。

**巴豆** 凡使巴之与豆及刚子，须在仔细认，勿误用，杀人。巴颗小紧实，色黄。豆颗有三棱，黑色。刚子颗小似枣核，两头尖。巴与豆即用，刚子勿使。凡修事巴豆，敲碎去油净，用白绢袋包，甘草水煮，焙干，或研膏用。每修事一两，以酒、麻油各七合尽为度。为疮疡敷药，须炒黑存性，能去瘀肉，生新肉有神。芫花为之使。得火良。恶蘘草、牵牛。畏大黄、藜芦、黄连、芦笋、酱豉、豆汁、冷水。

**蜀椒** 一名南椒。凡使须去目及闭口者不用。其椒子先须酒拌令湿，蒸从巳至午，放冷密盖，除下火，四畔无气后，取出，便入磁器中盛，勿令伤风用也。杏仁为之使。得盐良。畏款冬花、防风、附子、雄黄、橐吾、冷水、麻仁浆。

**皂荚** 凡使须要赤腻肥并不蛀者，用新汲水浸一宿，用铜刀削上粗皮，用酥反覆炙，酥尽为度，取出槌之，去子捣筛。皂荚一两，酥二分。子收得拣取圆满坚硬不蛀者，用瓶盛，下水，于火畔煮，待炮熟，剥去硬皮一重了，取向里白嫩肉两片，去黄，其黄消人肾气。将白两片，用铜刀细切，于日中干用。一法：面裹煨，去核。柏实为之使。恶麦门冬。畏空青、人参、苦参。伏丹砂、粉霜、硫黄、硇砂。



**诃子**　本名诃梨勒。凡使勿用毗梨勒、罨梨勒、榔精勒、杂路勒。若诃梨勒，纹只有六路。或多或少，并是杂路勒、毗路勒，个个毗、杂路勒皆圆。露纹或八路至十三路，号曰榔精勒，多涩不入用。凡修事先于酒内浸，然后蒸一伏时。其诃梨勒以刀削路，细剉，焙干用之。

**赤柽柳**　治痧疹圣药也。得之毒自出，可不死。

**楝实**　凡采得后，晒干，酒拌浸，令湿蒸，待上皮软，剥去皮，取肉去核，勿单用。其核槌碎，用浆水煮一伏时了用。如使肉即不使核，使核即不使肉。茴香为之使。

**椿木**　椿木根。凡使不近西头者上，及不用其叶，只用根。采出，拌生葱蒸半日，出生葱，细剉，用袋盛挂屋南畔，阴干用，偏利溺涩也。一法：用根皮漂净，酒拌炒。

**无食子**　凡使勿令犯铜铁，并被火惊者。颗小纹细，上无杴米者妙，用浆水于砂盆中，或硬石上研令尽，却焙干研了用，勿捣，能为黑犀色。

**雷丸**　赤色者杀人，取肉白者用甘草水浸一宿，铜刀刮上黑皮，破作四五片，又用甘草汤浸一宿后，蒸从巳至未出，日干，却以酒拌如前，从巳至未蒸，日干用。一法：用苍术汤泡去皮，切。厚朴、芫花、蓄根、荔实为之使。恶葛根。

**苏方木**　红润者良。凡使去粗皮并节了。若有中心纹横如紫角者，号曰木中尊色，其致倍常百等，须细剉了重捣，拌细条梅枝蒸，从巳至申出，阴干用。

**胡椒**　凡使只用内无皱壳者。用方大汉椒使壳，胡椒使子。每修炼了，于石槽中碾碎成粉用。

**益智子**　去壳炒，临用研。

**桦木皮**　主诸黄疸，浓煮汁饮之良。

**榧实**　同鹅肉食，生断节风。又上壅人皮，反绿豆，能杀人。忌火气。

**木鳖子**　入药，去油者。

**柞木子**　能开交骨，所以催生有神。

**棕榈子**　入药烧灰用，不可绝过即是。煅存性，研如飞尘。散瘀止血之神药也。

**木槿**　入药炒用。取汁度丝，使得易落。

## 果　　部

**豆蔻**　俗名草果者是也。去蒂并内里子后，取皮同茱萸于锅中缓炒，待茱萸微黄黑，即去茱萸，取草豆蔻皮及子杵用之。

**莲肉**　去心勿去皮，分作两片，每片分作四小块，瓦上焙焦色。一法：每一斤用豮猪肚一个，盛贮煮熟，捣焙用之。得茯苓、山药、白术、枸杞子良。

**荷鼻**　采荷叶近蒂者是。畏桐油。伏白银、硫黄。

**橘皮**　真广陈皮猪鬃纹，香气异常。去白时不可浸于水中，止以滚汤手蘸三次，轻轻刮去白，要极净。

**橘核** 以新瓦焙香，去壳取仁，研碎入药。

**青皮** 以汤浸去瓤，切片醋拌，瓦炒过用。

**大枣** 去核，有齿病、疳病、虫䘌人及小儿不宜食。忌与葱同食，令人五脏不和。与鱼同食，令人腰腹痛。

**栗** 日中曝干食，下气补益。火煨去汗亦佳。生食有木气，不补益人。蒸炒熟食壅气。凡患风人及小儿不可食。解羊肉膻。

**覆盆子** 凡使用东流水淘去黄叶并皮蒂尽。子用酒拌蒸一宿，以东流水淘两遍，晒干，方用为妙也。

**鸡头实** 凡用蒸熟，烈日晒裂取仁，亦可舂取粉用。入涩精药，有连壳用者。一云：芡实一斗，以防风四两，煎汤浸过用，且经久不坏。

**乌梅** 去核微炒用。造法：取青梅篮盛，于突上薰黑。若以稻灰淋汁润湿蒸过，则肥泽不蠹。忌猪肉。

**木瓜** 产宣州者真，即彼处多以小梨充之。勿令犯铁，用铜刀削去硬皮并子，薄切，于日中晒，却用黄牛乳汁拌蒸，从巳至未。其木瓜如膏煎，却于日中摊晒干用也。今止去穰槌碎用。

**柿** 不用火烘、日晒，采青者收置器中，自然红熟，涩味尽去而甘。不可与蟹同食，作泻。惟木香磨汁饮可解。

**柿霜** 用大柿去皮捻遍，日晒夜露，至干内瓮中，待生白霜乃取出。市者多伪，不入药。

**乌芋** 即荸荠也。能消瘴气。

**枇杷叶** 凡使采得后，称湿者一叶重一两，干者三叶重一两，是气足堪用，以粗布拭上毛令尽，用甘草汤洗一遍，却用绵再拭极净，每一两以酥一分炙之，酥尽为度。如治肺病，以蜜水涂炙。治胃病，以姜汁涂炙。此物治咳嗽，如去毛不尽，反令人嗽也。

**甘蔗**　榨浆饮，消渴解酒，痧疹最宜。

**桃仁**　七月采之，去皮尖及双仁者。麸炒研如泥，或烧存性用，此破血行瘀血之要药也。雷公法：用白术、乌豆二味，和桃仁同于埚子中煮一伏时后，漉出，用手擘作两片，其心黄如金色，任用之。行血宜连皮尖生用。香附为之使。

**桃花**　三月三日采，阴干之。勿使千叶者，能使人鼻衄不止，目黄。凡用拣令净，以绢袋盛于檐下悬令干，去尘用。

**桃枭**　是千叶桃花结子在树上不落者，于十一月内采得。一云：正月采之，中实者良。凡修事，以酒拌蒸，从巳至未，焙干，以铜刀切焙取肉用。一法：捣碎炒。若止血，炒黑存性。

**杏仁**　五月采之，以汤浸去皮尖及双仁者，麸炒研用。治风寒肺病药中，亦有连皮尖用者，取其发散也。

**梨子**　消热痰，加牛黄末，疗小儿风疾痰涌有神。解热毒，久服不患痈疽。

**橄榄**　中河豚毒，煮汁服，或生嚼。

**山楂**　水润蒸，去核，净肉用。

## 米谷部

**胡麻**　凡修事，以水淘，浮者去之，沉者漉出，令干，以酒拌蒸，从巳至亥，出摊晒干，于臼中舂令粗皮一重尽，拌小豆相对，同炒小豆熟即出，去小豆用之。蒸不熟，令人发落。与茯苓相宜。

**麻子** 极难去壳，取帛包置沸汤中浸，至冷出之，垂井中一夜，勿令着水。次日，日中曝干，就新瓦上挼去壳，簸扬取仁，粒粒皆完。畏牡蛎、白茯苓、白薇。

**饴糖** 糯米作者入药，粟米者次之。余但可食耳。

**生大豆** 或捣，或煮汁，或炒屑，各有用。得前胡、乌喙、杏仁、牡蛎、诸胆汁良。恶五参、龙胆、豆黄屑。忌猪肉。小儿以炒豆、猪肉同食，必壅气致死，十有八九。十岁以上不畏也。

**赤小豆** 法同大豆。合鱼醋食，成消渴。

**大豆黄卷** 或研烂绞汁，或炒为末，用黑大豆为糵，芽生五寸长，便干之，名为黄卷。一法：壬癸日，以井华水浸大豆，候生芽取皮，阴干用。得前胡、杏子、牡蛎、乌喙、天雄、鼠屎，共蜜和良。恶海藻、龙胆。

**酒** 人为火燎，以陈酒浸之，止痛，拔出火毒，令人不死。

**粟米** 即小米，陈者良。与杏仁同食，令人吐泻。

**秫米** 小儿、病人不宜多食。

**粳米** 陈者下气，病人宜之。

**糵米** 凡谷皆可生糵，有粟、黍、谷、麦、豆诸糵。皆水浸胀，候生芽，曝干去须，取其中米炒，研面用。其功皆主消导。粟糵、稻糵、穬麦糵，各有用。

**舂杵头细糠** 凡谷皆有糠，粳、稻、粟、秫者胜。

北方多用杵，南方多用碓，入药并用。丹家云：糠火炼物，力倍于常。

**小麦** 浮者止汗。须拣净焙用。

**麦麸** 性凉。用炒诸药。

**荞麦** 压丹石毒。作面和猪羊肉热食，不过八九顿，即患热风，须眉脱落，还生亦希。泾汾以北多此疾。又不可合黄鱼食。家常多犯，故特拈著。

**曲** 凡使须陈久者，捣作末后，掘地坑深二尺，用物裹内坑中，至一宿，明出，焙干用。

**神曲** 五月五日、六月六日、或三伏日为诸神集会之辰，故名神曲。如过此日造者非也。法用白虎白面一百斤；勾陈苍耳自然汁三升；腾蛇青蓼自然汁四升；青龙青蒿自然汁三升；玄武杏仁四升，泡去皮尖，捣烂入面；朱雀赤小豆三升，煮熟去皮汤，捣烂，和面一处匀。一如造酒曲法，以麻叶或楮叶包罨如造酱黄法，待生黄衣，晒收之。凡用，须火炒黄，以助土气。陈久者良。

**扁豆** 紫花者良。炒去壳，打碎。解酒、河豚鱼、一切草木毒，生嚼及煮汁饮。

**淡豆豉** 出江西者良。黑豆性平，作豉则温，即经蒸罨，故能升能散。得葱则发汗，得盐则能吐，得酒则治风，得薤则治痢，得蒜则止血，炒熟则又能止汗。

**红曲** 亦出江西。陈久者良。吹净炒研用。

**绿豆** 生研绞汁，或煮食。用之宜连皮，去皮则令人少壅气，当是皮寒肉平故也。圆小绿者佳。反榧子壳。忌鲤鱼、酢。解金石、砒霜、一切草木诸毒，连皮生研，水服。

**醋** 米造，陈者良。醋酒为用，无所不入，故制药多用之。服茯苓、丹参、不可食醋。

**酱** 豆作者良，麦作者不用。以久久为佳。又有肉酱、鱼酱，皆呼为醢，不入药用。

**罂子粟** 用热水泡软，擘去筋膜，切成丝，用蜜水或米醋拌，微炒，晒干用。忌蒜、醋、胡椒。

## 菜 部

**瓜蒂** 凡使勿用白瓜蒂，要采取青绿色瓜，待瓜气足，其瓜蒂自然落在蔓茎上。采得未用时，使栉栉叶裹，于东墙有风处挂，令吹干用。

**白冬瓜** 此物经霜后，皮上白如粉涂，故云白冬瓜也。被霜后，取置经年，破取核，水洗，燥，去壳擂仁用。一用皮肉捣绞汁服。

**白芥子** 研用。

**莱菔** 生食、熟食俱可。治久脾泄，百药不效，煮食经年，无不效者。但不可与地黄同食，多食动气。惟生姜能制其毒。伏硇砂。

**莱菔子** 炒研能消食。性峻利，伤人真气，勿久服。

**黄蜀葵花** 疮家要药。作末及浸油俱可。

**葱头** 取根白一二寸，连须用，洗净。忌蜜及常山。

**韭** 绞生汁饮。其子入药，拣净蒸熟，曝干，簸去黑皮，炒黄研用。忌蜜及牛肉。伏石钟乳、乳香。

**荆芥**　陈者良。去梗取穗。若用止血，须炒黑。

**苏子**　自收方真，市者俱伪。略炒，研极细，煎成药，投入二三沸即倾。

**紫苏**　两面俱紫，自种者真。

**薄荷**　产苏州，龙脑者良。

**苦瓠**　即苦壶芦也。凡用，须细理莹净无黶翳者乃佳，不尔有毒。

**马齿苋**　凡使勿用叶大者，不是马齿苋，亦无水银，忌与鳖同食，食之俱变成鳖，啮人腹，至不可治。

**蕺菜**　治肺痈。俗名鱼腥草。生阴处。

**木耳**　桑槐树上生者良。煮羹食。有用罐盛，大火内煅去烟存性，为末入药。

## 人　　部

**发髲**　凡使是男子，年可二十已来，无疾患，颜貌红白，于顶心剪下者发是。凡使丸散膏中，先用苦参水浸一宿，漉出，入瓶子，以火煅之，令通赤，放冷研用。

**人乳汁**　白而不腥者良。

**人牙齿**　入药，烧用。

**人粪**　宜用绝干者，捣末，沸汤沃服之。一名金汁，埋地中，年久者良。

**人溺**　肥白无病童子，味不咸，雪白者良。

**人中白**　溺器中者良。火煅研。

**裈裆**　取中裩近隐处。男用女，女用男。或取汁，或烧灰服。

**天灵盖** 凡用，弥腐烂者佳。有一片如三指阔者，取得用煻灰火罨一夜，待腥秽气尽，却用童便于磁锅中煮一伏时，漉出，于屋下掘得一坑深一尺，置骨于中一伏时，其药魂归神妙。阳人使阴，阴人使阳。男骨色不赤，女骨色赤，以此别之。一法：同檀香汤洗过，酥炙用，或烧存性用。

**紫河车** 置酒内覆者男胎也。首胎重十五两以上。先将酒洗数次，血水方尽，用银簪脚剔去筋膜，封固银锅内，加酒重汤煮一昼夜，或文武火焙干。一法：米泔浸净，入猪肚中，蒸烂捣膏，入药。忌犯铁。

## 兽　部

**龙骨** 骨细纹广者是雌，骨粗纹狭者是雄。骨五色者上，白色者中，黑色者次。黄色者稍得经落不净之处，并妇人采得者不用。洗净，抟研如粉极细，方入药，其效始神。但是丈夫服，空心益肾药中安置，图龙骨气入肾脏中也。雷公所云生用法也。一法，用酒浸一宿，焙干研粉，水飞三度用。如急用，以酒煮焙干。或云：凡入药，须水飞晒干，每斤用黑豆一斗，蒸一伏时，晒干用。否则着人肠胃，晚年作热也。得人参、牛黄、黑豆良。畏石膏、铁。忌鱼。

**龙齿** 捣碎，入丸，煅研。得、畏、忌同龙骨。

**麝香** 其香有三等：一者名遗香，是麝子脐闭满，其麝自于石上用蹄尖挥脐，落处一里草木不生并焦黄，人若收得此香，价与明珠同也。二名膝香，采得甚堪用。三名心结香，被大兽惊心破了，因兹狂走，杂诸群中，遂乱投水。被人收得，擘破见心，流在脾结作一个干血块，可隔山涧早闻之香，是香中之次也。凡使麝香，并用子日开之，方用细研筛用之也。当门子良。凡用另研。忌大蒜。

**牛黄** 凡使有四件：第一件是生神黄，赚得者。次有角黄，是取之者。又有心黄，是病死后，识者剥之，劈破取心，其黄在心中，如浓黄酱汁，采得便投于水中，黄沾水复便如碎蒺藜子许，如豆者，硬如帝珠子。次有肝黄，其牛身上光眼如血色，多玩弄好照水，自有夜光恐惧人，或有人别采之。凡用，须先单捣细末如尘，却绢裹，又用黄嫩牛皮裹，安于井面上，去水三四尺以来一宿，至明方取用之。人参为之使。得牡丹、菖蒲，利耳目。恶龙骨、龙胆、地黄、常山、蜚蠊。畏牛膝、干漆。

**象牙** 刮取屑，细研用。

**鹿角胶** 自煎者良。酒化服为上。或用麦门冬、橘红、砂仁，煎汤化服，入丸用酒，或水炖化和蜜，或炒成珠亦得。得火良。畏大黄。

**阿胶** 油绿色光明可鉴者真。凡使先于猪脂内浸一宿，至明出，于柳木火上炙，待炮了，可研用，只以蛤粉炒成珠用为便。薯蓣为之使。得火良。畏大黄。

**白马茎** 凡收，当取银色无病白马，春月游牝时，力势正强者。生取阴干百日用。一法：以铜刀破作七片，将生羊血拌蒸半日，晒干，以粗布去毛及干血，剉碎用。

**鹿茸** 须茄茸如琥珀红润者良。凡使先以天灵盖作末，然后锯解鹿茸作片子，以好羊脂拌天灵盖末涂之于鹿茸上，慢火炙之，令内外黄脆了如褐色，用鹿皮一片裹之，安室上一宿。其药魂归也。至明则以慢火焙之令脆，方捣作末用之。每五两鹿茸，用羊脂三两，炙尽为度。茸中有小白虫，视之不见，入人鼻必为颡虫，药不及也。切不可以鼻嗅。麻勃为之使。



**牛胆** 腊月黄牛、青牛者良。

**牡狗阴茎** 六月上伏日，取阴干百日，切片，酥拌炒。

**羚羊角** 带黄色者，角弯中深锐紧小，有挂痕者真，耳边听之集集鸣者良。凡修事，勿令单用，不复有验，须要不折原对，以绳缚之，将铁锉子锉之，旋旋取用，勿令犯风。锉末尽处，须二重纸裹，恐力散也。锉得了，即单捣，捣尽，背风头重筛过，然后入药中用，免刮人肠也。一说：密裹藏怀中，取出捣易碎。

**犀角** 凡使以黑如漆，黄如粟，上下相透，云头雨脚分明者为上。次用乌黑肌粗皱折裂光润者良。近人多巧伪，药染汤煮，无所不至，须辨之。凡修治锉其屑，入臼中捣令细，再入钵中研万匝，方入药中用之。一说：入人怀内一宿，易碎，或磨汁入药用。松脂、升麻为之使。恶雷丸、雚菌、乌头、乌喙。忌盐。妊妇勿服，能消胎气。

**虎骨** 胫骨良，头颈骨俱可用。色黄者佳，雄虎者胜。药箭射杀者不可入药，其毒浸渍骨血间，能伤人也。制法：并槌碎，去髓涂酥，或酒或醋，各随方法，炭火炙黄，入药。

**猪悬蹄** 古方有用左蹄甲者，有后蹄甲者。酒浸半日，炙焦用。

**猪四足** 母猪者良。

**猪胆** 阴干，汁亦可和药。

**猪肚** 猪水畜而胃属土，故方药用之补虚，以胃治胃也。

**麋角** 煎胶与鹿角胶同法。取霜：用角水浸七日，刮去皮，锉屑，以银瓶盛牛乳浸一日，乳耗再加，至不耗乃止，用油纸密封瓶口，别用大麦铺锅中三寸，上安置，再以麦四周填满，入水浸一伏时，水耗旋加，待屑软如面取出，焙，研成霜用。

**狐阴茎** 炙为末，酒服。

**獭肝** 炙脆，研。诸畜肝叶，皆有定数，惟獭肝一月一叶，十二月十二叶，其间又有退叶，用之须见形乃可验，不尔多伪也。

**猯肉** 膏油入膏药中，拔湿如神。赵府膏药中用之。

**腽肭脐** 此物多伪。海中有兽，号曰水乌龙，海人采得，杀之取肾，将入诸处，药中修合恐有误。其物自殊，有一对，其有两重薄皮，裹丸气肉核，皮上自有肉黄毛三茎，其一穴年年阴湿，常如新，兼将于睡着犬，蹑足置于犬头，其蓦惊如狂，即是真也。用酒浸一宿后，以布裹，微微火上炙令青，细剉，单捣用也。以汉椒、樟脑同收则不坏。

## 禽 部

**雄雀屎** 凡使勿用雀儿粪，其雀儿口黄未经淫者，粪名雀苏，不入药。雄屎两头尖圆者是。凡采得，先去两畔有附子生者勿用，钵中研如粉，煎甘草汤浸一宿，倾上清甘草水尽，焙干任用。日华子云：凡鸟左翼掩右者是雄，其屎头尖挺直。



**伏翼** 凡使要重一斤者，先拭去肉上毛及去爪肠，留肉翅并嘴脚，以好酒浸一宿取出，以黄精自然汁五两，涂炙至尽，炙干用。一法：止煅存性。近世用者，多煅存性耳。苋、云实为之使。

**天鼠屎** 即伏翼粪。方言名天鼠尔，一名夜明砂。凡采得以水淘去灰土恶气，取细砂晒干，焙用。其砂乃蚊蚋眼也。恶白蔹、白薇。

## 虫 鱼 部

**石蜜** 凡炼蜜只得十二两半是数，若火少火过，并用不得。凡炼蜜每斤入水四两，银石器内，以桑柴火慢炼，掠去浮沫，至滴水成珠不散乃用，谓之水火炼法。又法：以器盛置重汤中煮一日，候滴水不散，取用，更不伤火。

**蜜蜡** 蜡乃蜜脾底也。取蜜后，炼过滤入水中，候凝取之，色黄者名黄蜡；煎炼极净，色白者名白蜡。一说：新则白，久则黄，非也。与今时所用虫造白蜡不同。恶芫花、齐蛤。

**牡蛎** 左顾者良。东流水入盐一两，煮一伏时后，入火中烧令通赤，然后入钵中研如粉用也。一法：火煅醋淬七次，研极细，如飞面。贝母为之使，得甘草、牛膝、远志、蛇床子良。恶麻黄、辛夷、吴茱萸。伏硇砂。

**真珠**　于臼中捣令细，以绢罗重重筛过，却便研二万下了用，不细则伤人脏腑。凡使要不伤破及钻透者可用也。一法：入豆腐内蒸易碎。入目生用，不用蒸，依上法为是。

**玳瑁**　入药生用，以其性味全也。既经阳火即不堪用，与生熟犀角义同。

**桑螵蛸**　凡使勿用诸杂树上生者，不入药中。用须桑树畔枝上者，采得去核子，用沸浆水浸淘七遍，令水遍沸，于磁锅中熬令干用。勿乱别修事，却无效也。得龙骨止精。畏旋覆花、戴椹。

**石决明**　即真珠母也。七九孔者良。先去上粗皮，用盐并东流水，于大磁器中煮一伏时了，漉出拭干，捣为末，研如粉，更用东流水于磁器中，如此淘之三度，待干，再研一万匝，方入药中用。凡修事五两，以盐半分。则取服之十两。永不得食山桃，令人丧目也。

**海蛤**　此即鲜蛤子。雁食后粪中出有文彩者为文蛤，无文彩者为海蛤。乡人多将海岸边烂蛤壳，被风涛打磨莹滑者伪作之。凡修事一两，于浆水中煮一伏时后，却以地骨皮、柏叶各二两，又煮一伏时后，于东流水中淘三遍，拭干细捣，研如粉用。蜀漆为之使。畏狗胆、甘遂、芫花。

**文蛤**　修事法同海蛤。

**蠡鱼**　俗名乌鱼，亦名黑鱼。诸鱼中惟此胆甘，可食。

**鲫鱼**　子不宜与猪肉同食，同砂糖食生疳虫，同芥菜食成肿疾，同猪肝、鸡肉、雉肉、鹿肉、猴肉食生痈疽，同麦门冬食害人。

**猥皮**　作猪蹄者妙，鼠脚者次。炙脆研用。

**露蜂房**　治痈肿，醋水调涂。治疮，煎洗。入药炙用。恶干姜、丹参、黄芩、芍药、牡蛎。

**蝉蜕**　用沸汤洗净泥土，去头足翅用，攻毒全用。

**乌贼鱼骨**　凡使要上纹顺浑，用血卤作水浸，并煮一伏时了，漉出，于屋下掘一地坑，可盛得前件乌贼鱼骨多少，先烧坑子，去炭灰了，盛药一宿，至明取出用之。其效倍多。恶白及、白蔹、附子。

**原蚕蛾**　炒，去翅足用。

**蚕退**　近世医家多用蚕退纸，而东方诸医用蚕欲老眠起所蜕皮，虽二者之用各殊，然东人所用者为正。用之当微炒。

**白僵蚕**　凡使除丝绵并子尽，以糯米泔浸一宿，待蚕桑涎出如蜗牛涎浮于水面上，然后漉出，微火焙干，以布净拭蚕上黄肉毛并黑口甲了，单捣，筛如粉用也。白而直，折开如沥青色者佳。恶桔梗、茯苓、茯神、萆薢、桑螵蛸。

**蛞蝓**　即蜒蚰也。畏盐。

**蜗牛**　此即负壳蜒蚰也。生研服，入药炒用。畏盐。

**䗪虫**　即俗名地鳖也。生人家墙壁下土中湿处。治伤寒损续绝及消疟母，为必须之药也。能行瘀血。畏皂荚、菖蒲、屋游。

**青鱼胆** 鲜者可煮服，干者用醋及水磨用。

**鳖甲** 七九肋者良。醋炙透焦，研细，再拌醋，瓦上焙干，再研如飞面。恶矾石、理石。

**蝎** 形紧小者良。酒洗净，炙干研。

**蟾酥** 端午日取虾蟆眉脂。其法：取大虾蟆，用蛤蜊壳未离带者合虾蟆眉上，用力一捻，则酥出于壳内，收在油明纸上，干收贮用。虾蟆放去而酥复生，仍活。

**鼠粪** 牡鼠者良。其粪两头尖。

**蚺蛇胆** 人多以猪胆、虎胆伪为之。试法：剔取粟许，着净水中，浮游水上，回旋行走者为真；伪者亦走，但迟耳。其径沉者，诸胆血也。勿多着，亦沉散也。

**蛇蜕** 凡使勿用青、黄、苍色者，要用白如银色者。凡欲使先于屋下以地掘一坑，可深一尺二寸，安蛇皮于中一宿，至卯时出，用醋浸一时，于火上炙干用之。得火良。畏磁石及酒。

**白颈蚯蚓** 凡使收得后，用糯米水浸一宿，至明漉出，以无灰酒浸一日，至夜漉出，晒令干后，细切，取蜀椒并糯米及切了蚯蚓三件同熬之，待糯米熟，去米、椒了，拣净用之。凡修事二两，糯米一分、椒一分为准。畏葱、盐。

**蜈蚣** 凡使勿用千足虫，真似，只是头上有白肉，面并嘴尖。若误用，并闻着腥臭气入顶致死。凡治蜈蚣，先以蜈蚣木末，不然，用柳蚛末于土器中，炒令木末焦黑后，去木末了，用竹刀刮去足甲了用。蜈蚣木不知是何木也？今人惟以火炙去头足用，或去尾足，以薄荷叶火煨用之。畏蛞蝓、蜘蛛、白盐、鸡屎、桑白皮。

**蛤蚧** 凡使须认雄雌。若雄为蛤，皮粗口大，身小尾粗。雌为蚧，口尖身大，尾粗。男服雌，女服雄。凡修事服之，其毒在眼，须去眼，及去甲上尾上腹上肉毛，以酒浸，方干，用纸两重，于火上缓隔纸焙炙，待两重纸干焦透后，去纸取蛤蚧，于磁器中盛，于东舍角畔悬一宿，取用力可十倍。勿伤尾，效在尾也。一云：只含少许，急奔百步不喘者真。

**水蛭** 极难修制，须细剉后，用微火炒令色黄乃熟。不尔，入腹生子，为害。一法：采得以篁竹筒盛，待干，用米泔浸一夜，曝干，展其身，看腹中有子皆去之。以冬猪脂煎令焦黄，然后用。畏石灰、食盐。

**斑蝥** 入药除翼足，以糯米拌，炒米黄黑色，去米取用。生用吐泻人。一法：用麸炒过，醋煮用。马刀为之使。畏巴豆、丹参、空青。恶肤青、甘草、豆花。斑蝥、芫青、亭长、地胆之毒，靛汁、黄连、黑豆、葱、茶，皆能解之。

**白花蛇** 一云：去头尾各一尺，有大毒不可用，只用中段。一云：黔蛇长大，故头尾可去一尺；蕲蛇止可头尾各去三寸，亦有单用头尾者。大蛇一条，只得净肉四两而已，久留易蛀，惟以汤浸去皮骨，取肉炙过，密封藏之，十年亦不坏也。其骨刺须远弃之，伤人毒与生者同也。凡酒浸，春秋三宿，夏一宿，冬五宿，取出，炭火焙干，如此三次，以砂瓶盛，埋地中一宿出。得酒良。

**乌蛇**　制同上法。

**蛲螂**　五月五日，取蒸藏之，临用当炙，勿置水中，令人吐。

**五灵脂**　此是寒号虫粪也。此物多夹砂石，绝难修治。凡用研为细末，以酒淘飞，澄去砂脚，日干，醋拌炒。恶人参。

**穿山甲**　正名鲮鲤。或炮，或烧，或酥炙、醋炙、童便炙，或油煎、土炒、蛤粉炒，当各随本方。未有生用者。仍以尾甲乃力胜。

予见今之时师，童而习之，俱药性檃括骈语，守为家珍，而于《神农本草》及先贤炮炙法，一切高文大牍，竟未尝梦见。临证用药，方产之真赝莫别，修事之轨则全乖。欲以攻病，譬如克敌致胜，责效于不练之卒。至病者，甘以七尺之躯，往往听其尝试，良可悯也！先生曰：子言诚然，因检目前尝用诸药品，悉按《雷公炮炙》，去其迂阔难遵者，而裁以己法；其无雷公者，则自为阐发，以益前人所未逮。凡诸使制解伏，并反忌恶畏等，附系其下，庶病家考用，一览了然，兼可质医师之误。其所稗益，功岂鲜哉！旧笔记所刻止九十余种，今广至四百三十九种，一一皆先生口授，而予手录之。其间删繁举要，补阙拾遗，句字之出入必严，点画之几微必审，稿凡四易，始付杀青。予窃有微劳焉！

延陵庄继光谨识

# 用药凡例

## 药剂丸散汤膏，各有所宜，不得违制

药有宜丸宜散者，宜水煎者，宜酒渍者，宜煎膏者，亦有一物兼宜者，亦有不可入汤、酒者，并随药性，不可过越。汤者荡也，煎成清汁是也，去大病用之。散者散也，研成细末是也，去急病用之。膏者，熬成稠膏也。液者，捣鲜药而绞自然真汁是也。丸者缓也，作成圆粒也，不能速去病，舒缓而治之也。渍酒者，以酒浸药也。有宜酒浸以助其力，如当归、地黄、黄柏、知母，阴寒之气味，假酒力而行气血也。有用药细剉如法，煮酒密封，早晚频饮，以行经络，或补或攻，渐以取效是也。

凡诸汤用酒，临熟加之。

细末者，不循经络，止去胃中及脏腑之积，及治肺疾咳嗽为宜。气味厚者白汤调，气味薄者煎之和渣服。丸药去下部之病者，极大而光且圆；治中焦者次之；治上焦者极小。而糊丸，取其迟化，直至下焦。或酒或醋，取其收敛。如半夏、南星欲去湿者，以生姜汁稀糊丸，取其易化也。汤泡蒸饼又易化，滴水尤易化。炼蜜丸者，取其迟化而气循经络也。蜡丸者，取其难化而迟取效也。

凡修丸药，用蜜只用蜜，用饧只用饧，勿交杂用。且如丸药，用蜡取其能固护药之气味，势力全备，以过关膈而作效也。今若投蜜相和，虽易为丸，然下咽亦易散化，如何得到脏中？若其更有毒药，则便与人作病，岂徒无益，而又害之，全非用蜡之本意。

凡炼蜜，皆先掠去沫，令熬色微黄，试水不散，再熬二三沸。每用蜜一斤，加清水一酒杯，又熬一二沸。作丸则收潮气，而不粘成块也。

冬月炼蜜成时，要加二杯水为妙。《衍义》云：每蜜一斤，只炼得十二两，是其度数也。和药末，要乘极滚蜜和之臼内，用捣千百杵，自然软熟，容易作条，好丸也。

凡丸散药，亦先细切曝燥，乃捣之。有各捣者，有合捣者。其润湿之药，如天门冬、地黄辈，皆先切、曝之、独捣；或以新瓦慢火炕燥，退冷捣之，则为细末。若入众药，随以和之，少停回润，则和之不均也。又湿药燥，皆大蚀耗，当先增分两，待燥称之乃准。其汤酒中，不须如此。

凡筛丸药，用密绢令细。若筛散药，尤宜精细。若捣丸，必于臼中捣数百过，色理和同为佳。

凡药浸酒，皆须切细，生绢袋盛，乃入酒密封，随寒暑日数，视其浓烈，便可漉出，不须待酒尽也。渣则曝燥微捣，更渍饮之，亦可散服之。

凡合膏，或以醋，或酒，或水，或油，须令淹浸密覆。至煮膏时，当三上三下，以泄其热势，令药味得出，上之使匝匝沸，下之要沸静良久，乃上之，如有韭白在中者，以两段渐焦黄为度，如有白芷、附子者，亦令小黄为度。绞膏要以新布，若是可服之膏滓，亦可以酒煮饮之，可磨之膏渣，亦宜以敷患处，此盖欲兼尽其药力也。

凡汤酒膏中用诸石药，皆细捣之，以新绢裹之，内中。《衍义》云：石药入散，如钟乳粉之属，用水研乳极细，必要二三日乃已，以水漂澄，极细方可服耳。岂但捣细以绢裹之为例耳？

凡煎膏中有脂，先须揭去革膜子，方可用之。如猪脂勿令经水，腊月者尤佳。

凡膏中有雄黄、朱砂辈，皆当令研如面，俟膏毕，乃投入，以物杖搅之；不尔，沉聚在下不匀也。

凡草药烧灰为末，如荷叶、柏、茅根、蓟根、十灰散之类，必烧焦枯，用器盖覆以存性。若如烧燃柴薪，煅成死灰，性亦不存而罔效矣。

凡诸膏腻药，如桃仁、麻仁辈，皆另捣如膏，乃以内成散中，旋次下臼，合研令消散。

## 煎药则例

凡煎汤剂，必先以主治之为君药，先煮数沸，然后下余药，文火缓缓熬之得所，勿揭盖，连罐取起坐凉水中，候温热服之，庶气味不泄。若据乘热揭封倾出，则气泄而性不全矣。煎时不宜烈火，其汤腾沸，耗蚀而速涸，药性未尽出而气味不纯。人家多有此病，而反责药不效，咎将谁归？

发汗药，先煎麻黄二三沸，后入余药同煎。

止汗药，先煎桂枝二三沸，后下众药同煎。

和解药，先煎柴胡，后下众药。至于温药先煎干姜，行血药先煎桃仁，利水药先煎猪苓，止泻药先煎白术、茯苓，止渴药先煎天花粉、干葛，去湿药先煎苍术、防己，去黄药先煎茵陈，呕吐药先煎半夏、生姜，风药先煎防风、羌活，暑药先煎香薷，热药先煎黄连。凡诸治剂，必有主治为君之药，俱宜先煎，则效自奏也。

凡汤中用麻黄，先另煮二三沸，掠去上沫，更益水如本数，乃内余剂；不尔，令人烦。

凡用大黄，不须细剉，先以酒浸令淹浃，密覆一宿，明旦煮汤，临熟乃内汤中，煮二三沸便起，则势力猛，易得快利。丸药中微蒸之，恐寒伤胃也。

凡汤中用阿胶、饴糖、芒硝，皆须待汤熟，起去渣，只内净汁中煮二三沸，熔化尽，仍倾盏内服。

凡汤中用完物，如干枣、莲子、乌梅仁、决明子、青葙、蔓荆、萝卜、芥、苏、韭等子，皆劈破研碎入煎，方得味出；若不碎，如米之在谷，虽煮之终日，米岂能出哉？至若桃、杏等仁，皆用汤泡去皮尖及双仁者，或捣如泥，或炒黄色用，或生用，俱可。

凡用砂仁、豆蔻、丁香之类，皆须打碎，迟后入药，煎数沸却起；不尔，久久煎之，其香气消散也，是以效少。

凡汤中用犀角、羚羊角，一概末如粉，临服内汤中，后入药。一法：生磨汁入药，亦通。

凡用沉香、木香、乳、没一切香末药味，须研极细，待汤热，先倾汁小盏调香末，服讫，然后尽饮汤药。

凡煎汤药，初欲微火令小沸，其水数依方多少。大略药二十两，用水一斗，煮四升，以此为准。然利汤欲生，少水而多取汁；补汤欲熟，多水而少取汁。服汤宜小沸，热则易下，冷则呕涌。

凡汤液，一切宜用山泉之甘冽者，次则长流河水，井水不用。

## 服药序次

病在胸隔以上者，先食后服药。病在心腹已下者，先服药而后食。病在四肢血脉及下部者，宜空腹而在旦。在头目骨髓者，宜饱满而在夜。虽食前、食后，亦停少顷，然后服药，食不宜与药并行，则药力稍为混滞故也。《汤液》云：药气与食气不欲相逢，食气稍消则服药，药气稍消则进食，所谓食先食后，盖有义在其中也。又有酒服者，饮服者，冷服者，暖服者。服汤有疏有数者，煮汤有生有熟者，各有次第，并宜详审而勿略焉！

清热汤宜凉服，如三黄汤之类。消暑药宜冷服，如香薷饮之类。散寒药宜热服，如麻黄汤之类。温中药宜熟而热，补中药皆然。利下药宜生而温，如承气汤之类。

病在上者，不厌频而少。病在下者，不厌顿而多。少服则滋荣于上，多服则峻补于下。

凡云分再服、三服者，要令势力相及，并视人之强弱羸瘦，病之轻重，为之进退增减，不必局于方说，则活泼泼地也。又云晬时，周时也，从今旦至明旦。亦有止一宿者。

## 服药禁忌

服柴胡，忌牛肉。

服茯苓，忌醋。

服黄连、桔梗，忌猪肉。

服乳石，忌参、术。犯者死。

服丹石，不可食蛤蜊，腹中结痛。

服大黄、巴豆同剂，反不泻人。

服皂矾，忌荞麦面。

服天门冬，忌鲤鱼。

服牡丹皮，忌胡荽。

服常山，忌葱。

服半夏、菖蒲，忌饴糖、羊肉。

服白术、苍术，忌雀、蛤肉、青鱼、鲊、胡荽、大蒜、桃、李。

服鳖甲，忌苋菜，马齿苋尤甚。

服商陆，忌犬肉。

服地黄，忌萝卜。

服细辛，忌生菜。

服甘草，忌菘菜。

服粟壳，忌醋。

服芫花、甘遂，忌盐，忌甘草。

服荆芥，忌驴马肉、黄颡鱼。

服柿蒂，忌蟹。犯者，木香汤能解。

服巴豆，忌芦笋。

服牛膝，忌牛肉、牛乳[①]。

服蜜及蜜煎果食，忌鱼鲊。

服藜芦，忌狐狸肉。

若疮毒未愈，不可食生姜、鸡子。犯之则肉长突出作块而白。

凡服药，不可杂食肥猪、犬肉、油腻、羹脍、腥臊、陈臭诸物。

凡服药，不可多食生蒜、胡荽、生葱、诸果、诸滑滞之物。

凡服药，不可见死尸、产妇、淹秽等事。

## 妊娠服禁

蚖斑水蛭及虻虫，乌头附子配天雄，葛根水银并巴豆，牛膝薏苡与蜈蚣，三棱代赭芫花射，大戟蛇蜕黄雌雄，牙硝芒硝牡丹桂，槐花牵牛皂角同，半夏南星与通草，瞿麦干姜桃仁通，硇砂干漆蟹甲爪，地胆茅根都不中。

妊娠禁忌前歌所列药品未尽，特为拈附。

乌喙　侧子　藜芦　薇蘅　厚朴　槐实　梲根　蔄茹　茜根　赤箭　㮚草　鬼箭　红花　苏木　麦蘖　葵子　常山　锡粉　硇砂　砒石　硫黄　石蚕　芫青　斑蝥　蜘蛛　蝼蛄　衣鱼　蜥蜴　飞生　䗪虫　樗鸡　蚱蝉　蛴螬　猬皮　牛黄　兔肉　犬肉　马肉　驴肉　羊肝　鲤鱼　虾蟆　羊踯躅　葛上亭长　鳅　鳝　龟　鳖

① 服牛膝忌牛肉牛乳：原脱，据崇祯本、道光本补入。

生姜　小蒜　雀肉　马刀

## 六　　陈

枳壳陈皮并半夏，茱萸狼毒及麻黄，六般之药宜陈久，入用方知功效良。

## 十　八　反

本草明言十八反，逐一从头说与君。人参芍药与沙参，细辛玄参与紫参，苦参丹参并前药，一见藜芦便杀人。白及白蔹并半夏，瓜蒌贝母五般真，莫见乌头与乌喙，逢之一反疾如神。大戟芫花并海藻，甘遂已上反甘草，若还吐蛊用翻肠，寻常犯之都不好。蜜蜡莫与葱相睹，石决明休见云母，藜芦莫使酒来浸，人若犯之都是苦。

## 当禁不禁犯禁必死

张子和云：病肿胀既平，当节饮食，忌盐、血、房室。犯禁者病再作，乃死不救。

病痨嗽，忌房室、膏粱。犯者死。

伤寒之后，忌荤肉、房事。犯之者不救。

水肿之后，忌油盐。

病脾胃伤者，节饮食。

滑泻之后，忌油腻。此数者决不可轻犯也。

时病新差，食蒜、鲙者，病发必致大困。

时病新愈，食犬、羊肉者，必作骨蒸热。

时病新愈，食生枣及羊肉，必作膈上热蒸。

时病新愈，食生菜，令人颜色终身不平复。

病人新愈，饮酒、食韭，病必复作。

## 不必忌而忌之过

张子和曰：脏毒、酒毒、下血、呕血等证，如妇人三十已下血闭，及六七月间血痢，妇初得孕择食者，已上皆不禁口。

凡久病之人，胃气虚弱者，忽思荤茹，亦当少少与之，图引浆水谷气入胃，此权变之道也。若专以淡粥责之，则病不悦而食减不进，胃气所以难复，病所以难痊。此忌之之过也。智者通之。

# 广笔记跋

予髫年受业王损翁、于如翁两先生门下耳。缪仲淳先生名如轰雷，然间从两先生问艺，得一望见颜色，心窃向慕之，日屈首家塾，徒深景仰。迨辛亥岁，始奉先君命，修子侄礼，拜领先生教诲。每过吾邑，予必造谒先生，虽应酬旁午，未尝不进而与谈。甲寅，先君病作，诸医竞云外感，力主表散，禁绝饮食，历半月而势甚危。先生侨寓长兴闻之，三日夜驰至，审证视脉，顿足大叫，云：误矣。尊公病系内伤，法宜平补，兼进佳肴名酒，今反用表散夺食，迁延日久，脾气将绝，奈何？急疏方服之，五日后，见药病不应，叹谓：势不救矣。潸然涕下而别。丁巳夏，予忽遘家变患奇疴，百药罔效，自分必死，但恨慈亲在堂，不克终子职，而膝下尚杳然。庄仲子一线，竟如飞尘朝露，倏焉幻灭耳。适先生至，见予羸瘦，怜悯特甚。呈以诸所服方约数十，览而频蹙曰：药苟中病，一方足矣。安用多为？医者不得要领，补泻妄施，故致困顿如此。细加诊视，为定汤液方，一月沉疴竟剂遂安，三剂若失。予病已后，鸠形鹄面，相知见者，辄相顾错愕，虑其叵测。先生复制常服丸方，祝予守服几三年，神理始复。夫孰使予脱鬼录而得存视，息于两间者，先生再造之恩，其敢谖哉？辛酉先生卜居吾邑，所居与吾舍仅隔数武，得朝夕过从。壬戌先生以交知递逝，感伤成病家居，然四方就医索方者屡盈案积，力疾手疏，一切制度，纤微必悉。一方成，指腕若脱，予心恻焉。偶忆长兴丁长儒先生，曾为刻《先醒斋笔记》，首载药品炮炙法，凡交知以方告者，止疏药品分两，旁书如法二字，令病家按本考治。但药品太简，苦于未备，乃与康文初谋之，曷不求先生再为增益，付之剞劂，为德更无量，且免手疏之劳乎。遂相与合请之。时方严冬，先生新病甫痊，日曝背南窗下。文初及予每伸赫唬，辄吮墨挥毫，为拈数则。有时意所独得，笔楮偶懒，则娓娓口述，命予两人授之管城。诸医案及方，大率一仍旧本，而所加者约十之三，至药品炮炙法，则视旧所增，不啻四倍，而法更详核焉，阅五月余方竣事。因商之季弟弢之，捐赀刻行，虽然此特先生武库一班耳。先生尚有《神农本草疏》版锲于金陵而未完，汤药料简稿始加，草创而未竟，予决欲从臾先生卒业。二书次第刊布，庶医学如杲日中天，读书明理之士，必不致为盲师所障。更使海内知先生一生心血耗费于此，用功勤而为学博。其名播遐迩，非耳食也。第予之识先生，实由王于两师。追思三先生当年聚首时，掀髯奋袂，上下古今，肝肠意气，相视莫逆。予谫劣无似，每不加鄙夷，得从旁以承绪论。今先生年逾七十，神检高映，议论环伟，岿然如鲁灵光，而两师竟骑箕仙逝，言念音容俨焉如对，不胜泰山梁木之感云。

天启三年癸亥暮春祓禊　日通家子庄继光顿首拜识